自然治癒力を引き出す

チクチク療法の臨床

ナガタクリニック院長
長田 裕

三和書籍

巻頭図解　チクチク療法 治療ポイント図

頭の治療ポイント

百会パート（B図、C図）、脳パート（D図、E図）を一枚の治療点図として簡略化したのがA図である。

本文中に出てくるA図は百会・脳パートの治療ポイントであることを示している。

※注：以下、xix頁ページまでの図は、SCM-Pを除き全て拙著『無血刺絡手技書』（三和書籍刊）より引用しています。

A図

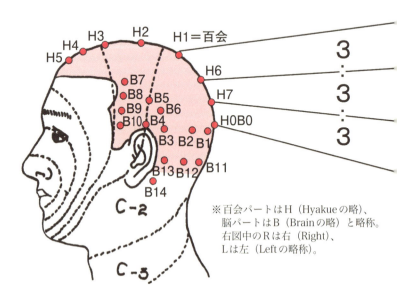

※百会パートはH（Hyakueの略）、脳パートはB（Brainの略）と略称。
　右図中のRは右（Right）、Lは左（Leftの略称）。

1. 百会パート
=H-P(Hyakue Part)

B図

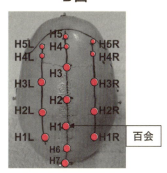

百会パートの新治療点の名称後頭部・前頭部

C図

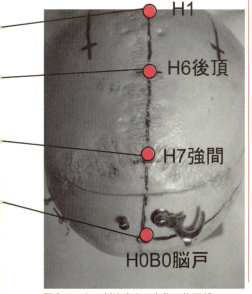

百会パートの新治療点の名称：後頭部

2. 脳パート
=B-P(Brain Part)

D図

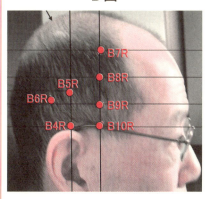

E図

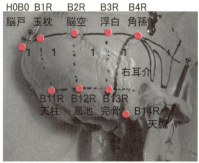

巻頭図解　チクチク療法 治療ポイント図
顔・耳の治療ポイント

顔の治療ポイントは、眼パート、鼻パート、口腔パートから成っている。本書では、以上3つの各パートをA図のように顔部分を塗りつぶしで図示した。

1. 眼パート＝Eye-P
2. 鼻パート＝No-P
3. 口腔パート＝O-P
各パート全ての治療点名称

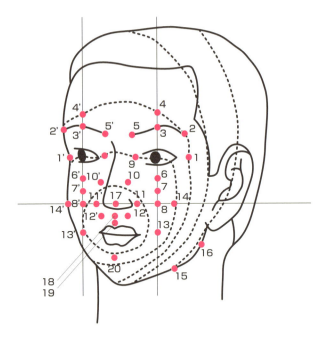

顔面パートの全ての治療点（『無血刺絡手技書』より）

A図

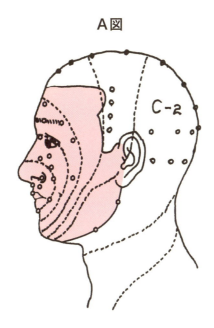

4. 耳パート＝Ear-P

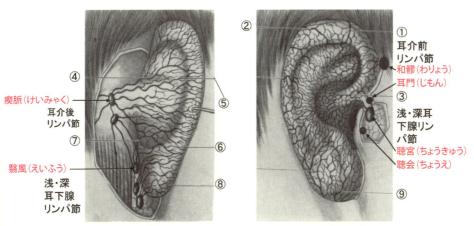

痩脈（けいみゃく）
耳介後リンパ節

翳風（えいふう）
浅・深耳下腺リンパ節

① 耳介前リンパ節
和髎（わりょう）
耳門（じもん）
③ 浅・深耳下腺リンパ節
聴宮（ちょうきゅう）
聴会（ちょうえ）

出典：『日本人体解剖学』金子丑乃助（南山堂）

巻頭図解　チクチク療法 治療ポイント図

背面の治療ポイント（首・肩・背・肝胃・腰・仙骨パート）

ゼロポイント（督脈）及びライン名称（膀胱系）全治療点を分割した各治療パート

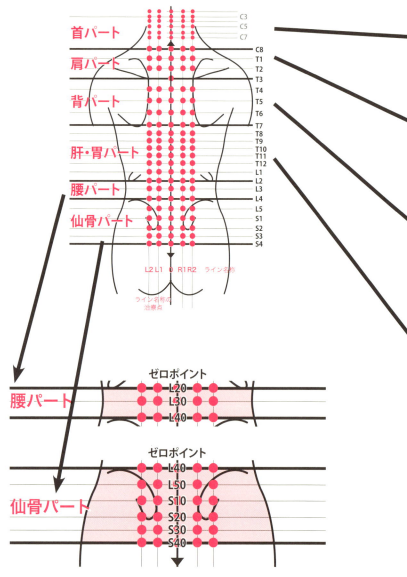

※注：塗りつぶしたところは各治療パートの治療ポイントである。

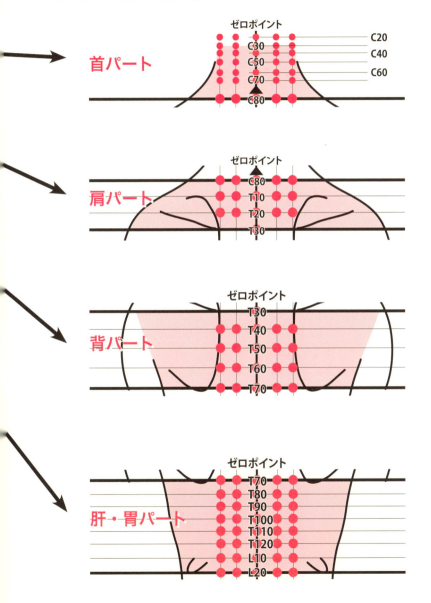

巻頭図解　チクチク療法 治療ポイント図

首・上肢の末梢神経

1. 腕神経叢ポイント＝BrPl-P (Brachiai Plexus Point)

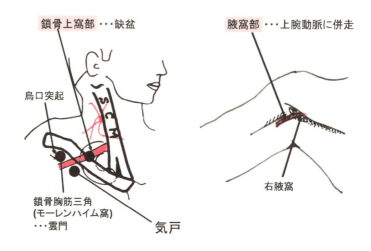

3. 腋窩神経叢ポイント＝AXN-P (Axillary Nerve Point)

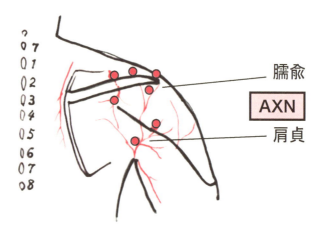

刺激治療ポイント①

2. 胸鎖乳突筋ポイント＝SCM-P（Sternocleidomastoid Point）

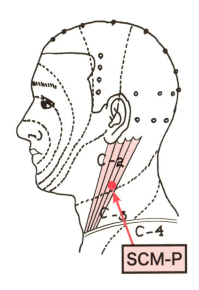

4. 橈骨神経ポイント＝RN-P（Radial Nerve Point）

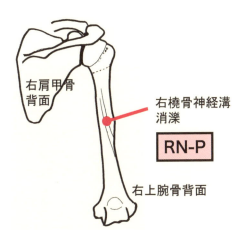

※図は全て『無血刺経絡手技書』（三和書籍刊）より引用。

巻頭図解　チクチク療法 治療ポイント図
首・上肢の末梢神経

5. 内側前腕皮神経ポイント＝MABN-P
(Medial Antebrachial-cutaneous Nerve Point)

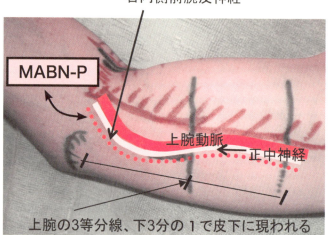

8. 正中神経ポイント＝MN-P (Median Nerve Point)

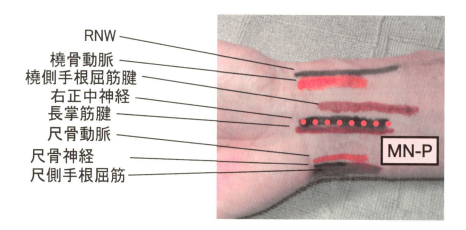

刺激治療ポイント②

6. 筋皮神経ポイント＝MCN-P
(Musculo-Cutaneous Nerve Point)

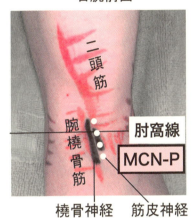

7. 橈骨神経手首ポイント＝RNW-P
(Radial Nerve at the Wrist Point)

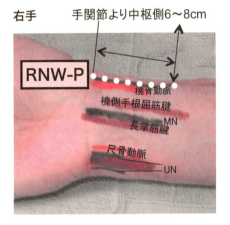

9. 尺骨神経ポイント＝UN-P (Ulnar Nerve Point)

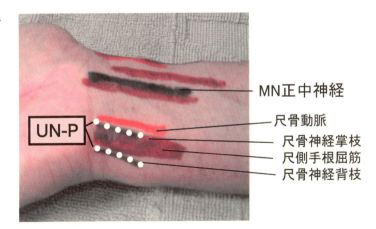

下肢の末梢神経

巻頭図解　チクチク療法 治療ポイント図

1. 大腿神経ポイント＝FN-P
(Femoral Nerve Point)

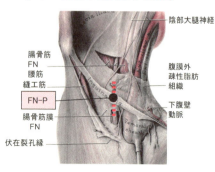

2. 外側大腿皮神経ポイント LFCN-P
(Lateral Femoral Cutaneous Nerve Point)

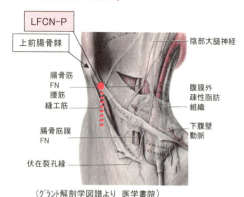

(グラント解剖学図譜より　医学書院)

4. 総腓骨神経ポイント CPN-P
(Common Peroneal Nerve Point)

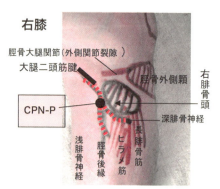

5. 浅腓骨神経ポイント SPN-P
(Superficial Peroneal Nerve Point)

刺激治療ポイント①

3. 伏在神経ポイント＝SaN-P
(Saphenous Nerve Point)

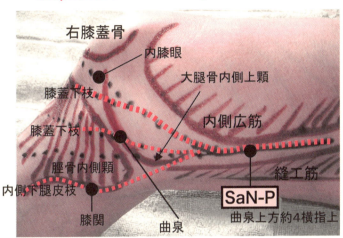

6. 深腓骨神経ポイント＝DPN-P
(Deep Peroneal Nerve Point)

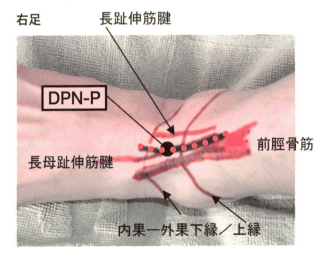

巻頭図解　チクチク療法 治療ポイント図
下肢の末梢神経

7. 後脛骨神経ポイント＝PTN-P
(Posterior Tibial Nerve Point)

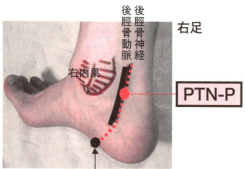

9. 上殿皮神経ポイントSCIN-P
(Superior Cluneal Nerve Point)

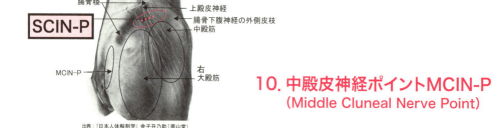

10. 中殿皮神経ポイントMCIN-P
(Middle Cluneal Nerve Point)

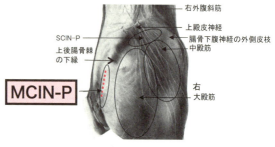

刺激治療ポイント②

8. 腓腹神経ポイント＝SuN-P
(Sural Nerve Point)

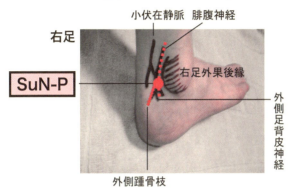

11. 胸腰筋膜ポイント＝TLF-P
(Thoraco-Lumbar Fascia Point)

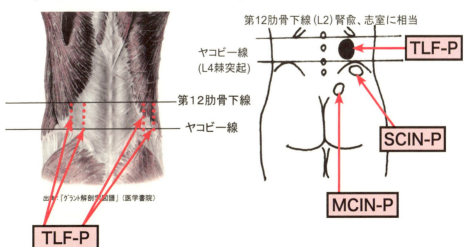

1. 膝パート＝K-P (Knee Part)

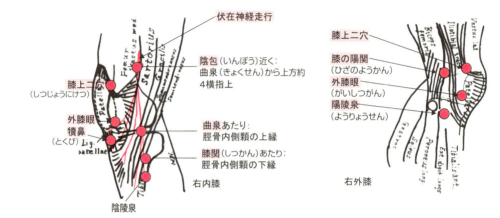

2. 脛骨神経パート＝T-P (TIbial Part)

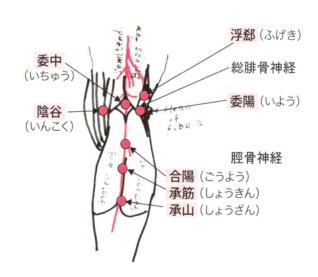

3. 足パート＝F-P(Foot Part)

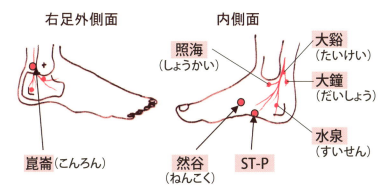

然谷：内果の前下方で舟状骨と第1楔状骨との間の陥凹部。
ここは咽喉頭部の症状緩和にも役立つ。

4. 肩関節パート＝Sh-P(Shoulder Joint Part)

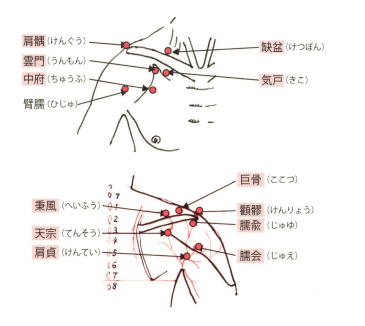

巻頭図解　チクチク療法 治療ポイント図
局所治療パート図②

5. のどパート＝Ph-P (Pharynx Part)

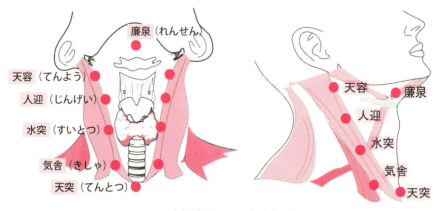

出典：『経穴マップ』（医歯薬出版）

6. 股関節パート＝Hip-P (Hip Joint Part)

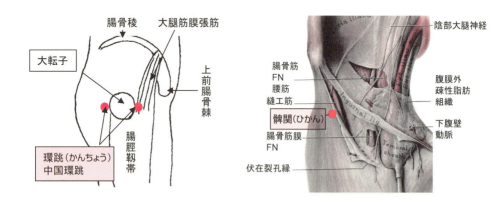

出典：『グラント解剖学図鑑』（医学書院）

7. 足底神経ポイント＝PLN-P (Plantar Nerve Point)

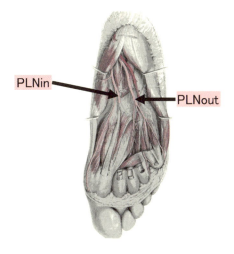

出典：『グラント解剖学図鑑』（医学書院）

8. 芝山ポイント＝ST-P

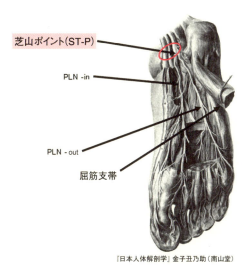

『日本人体解剖学』金子丑乃助（南山堂）

推薦の言葉

八瀬善郎（関西医療大学 名誉学長、和歌山県立医科大学 名誉教授）

　本書の源流は無血刺絡療法（河出書房新社、2007）である。その解説（本書巻末にも収録）で推薦する理由を2点挙げた。臨床の中から生まれた生きた治療法であること、第2点は人間の未知の広大な分野追求への一里塚としての学問的魅力を秘めていることである。今、その後の7年間の著者の地道な活動を通じて蓄積された膨大な資料を基に纏められた本書を通覧し、この研究は第2期に入ったと感じた。

　すなわち、現代医療が見失った、医の原点を求め、自然治癒力こそがその本質であるとする著者の最初の理念をさらに広げ進めるために、自験例のみならず、先人の業績を渉猟して纏め上げたのが本書で、その為にかなり大冊となり、2篇に分けられた。

　今、解説を読み返してみても、そのまま本書に通ずるのみならず、その流れは大きく2つの道につながるように思われる。理念に変わりはないが、1つは東海道であり、もう1つは中山道である。ともに目指す江戸は同じでも、一方は人の流れは多く比較的平坦であるが、もう一方は険しい山岳を上り下りしなければならない様なものである。ともに自然に密着しながらも、環境は大きく異なる。しかし、この2つの道は、日々相互に交錯しながら日常生活の流れに現れてくる。

　現在の便利な生活環境で、自然と接する機会は失われ、病気になればすぐに病院に走り、責任を医薬に求めるが、かって病気は家庭で治すという時代があった。

　一度、家族の誰かが病気になれば、家族が力を合わせて看病し病気と闘った。家族の中で人の生死に向き合うことで、命の尊さとそれを守ることの難し

さを痛感した時代であった。医療の充実を願うことは、病気を医者任せにすることではない (註1)。

　人間が生きるために最も必要な能力が急速に失われているが、この風潮に厳しい警告を与えた先人の1人アレキシス・カレル (註2) は次のように述べている。

「自然の摂理を無視した文明は有害である。……科学には計画性がなく、でたらめに発達する。文明病と世界大戦は人類を襲う二大疾病である。人は、住居の快適さと平凡な贅沢を楽しんでいるうちに、生命が必要とするものを奪われていることに気がついていない」

　今、私たちは適応能力を失い、自然の厳しい営みに適応できなくなっている。自己を守る研ぎ澄まされた味覚は外敵の侵入を防ぐ、第一関門である。昔は食べてみて、これはまだ食べられるとか、これはもう駄目だと経験的に誰もが自分で食物の可否を判断できた。今は賞味期限を設け、他人任せにした結果、食中毒は頻発し、賞味期限は改竄され、生存そのものの危機的状況を招いている。

　また、こうも言っている。

「筋肉は活動すればするほど発達し、器官は使われないと退化する。知能と道徳観念も訓練が不足すると退化する。個人の生理的、精神的進歩は努力にかかっている。器官と精神を十分に働かせないと退化という形で適応する」

　今わが国では、政治家を始め、あらゆる分野で不祥事が続発しているが、これは利便性と利益を重視した結果、道徳観念が退化という形で適応している。スポーツ界での記録的な快挙、塾重視の勉強での知識の発達は体力や知能を発達させているが、一方、利潤とスピードを優先させた結果、自己中心的な行動が蔓延し、本来、人間社会で最も大切な道徳、倫理観は劣化した。

この風潮は医療の世界でも蔓延し、収益重視で、検査漬け薬漬けは、医療者のみならず患者家族をも苦しめている。現代医療は感染症や外傷に大きな貢献をしてきたが、今や、でたらめで気まぐれな科学の発達は、人間の幸せに害をもたらす存在となりつつある。
　神秘な生命への畏敬と計り知れない生命力の重さを忘れては、先端医療や再生医療も本来の医療として成り立たない。科学技術の発達に幻惑される前に、人間の持つ絶妙な生命力にまず思いを致すべきである。

　ノーマン・カズンズ (註3) の世界に感動を与えた論文は次のように結んでいる。
「たとい前途が全く絶望的と思われるときでも人間の心と体の再生能力を過小評価してはならない。生命力は恐らく地球上で最も理解されていない力かもしれない」

本書を通覧し、改めて生命の持つ計り知れない自然治癒力の重みを感じる。同時に、私たちは自然の摂理の中でしか、即ち自然の一隅にしかひっそりと住めないことを知るべきである。
　最後に、260年に及ぶ江戸時代を築いた徳川家康の言葉を挙げておく。
「人生は重荷を負うて長き道をゆくが如し。急ぐべからず。不自由を常と思えば足るを知る。及ばざるは過ぎたるにまされり（東照宮遺訓）」

　著者が本書で繰り返し述べているように、日々感謝し、謙虚に生きることが将来への希望を見出す道しるべとなる。生きているということは、進化か退化しかない。本書も生きている限り進化の途上にある未完の書である。本書が自己啓発の新しい一歩の手助けとなることを念じて擱筆したい。

文献
- 註1 小泉和子 編著：家で病気を治した時代、2008 農文協発行
- 註2 アレキシス・カレル：人間、この未知なるもの （桜沢如一、1979 / 渡辺昇一訳,1980 三笠書房） Alexis Carrel: L' Homme, cet inconnu (Plon, 1935) (Man, The Unknown)
- 註3 ノーマン・カズンズ：死の淵からの生還：現代医療の見失っているも（松田銑訳）
Norman Cousins : Anatomy of an Illness as Perceived by the Patient 295:1458-1463, 1976 N Engl J Med

まえがき

　本書は、「チクチク療法」の名を冠した私の著作としては、2冊目になります。

　チクチク療法は、以前は「無血刺絡療法」といって、一部の医療者にその治療体系をお伝えしていましたが、医療者だけでなく、より広く多くの人に知っていただき、それぞれの健康の維持・改善に役立てていただきたいという願いを込め、わかりやすく「チクチク療法」とネーミングし直しました。

　以前の「無血刺絡」という名を冠して、私が上梓した本が3冊あります。『無血刺絡の臨床』、『無血刺絡手技書』（以上、三和書籍刊）、『無血刺絡療法』（河出書房新社刊。以下「前著」）です。先の2冊は医療者向けの専門書です。3番目の本は一般読者向けに書いた本ですが、刊行から7年半を超え、昨年（2014年）2月に絶版となってしまいました。

　そこで、この7年半に新たに蓄積された治療症例とその臨床データ、また、私の治療と並行して患者さん自身にやっていただいた「自己チク療法」の効果などを加えた、前著の増補改訂版を刊行しようと考えました。
　しかし、7年半という歳月は「チクチク療法＝無血刺絡」の約10年間の歴史の3/4に当たります。新たな疾患として、生活習慣病である高血圧、糖尿病、脂質異常症、消化管疾患、アレルギー疾患、眼科疾患、耳鼻科疾患、婦人科疾患、甲状腺疾患、ガンなどが加わり、脊柱疾患、関節リウマチ、膠原病、神経筋疾患、神経難病・脳疾患後遺症、頸部神経根症、梨状筋症候群、膝周辺の痛みなどの症例にも大幅な加筆・修正が必要でした。
　そして、実際に追加補筆修正して書き改めたところ、450ページを超える

大部となりました。これを一般の方に一気に読んでいただくのは負担だろうと思い、2冊に分けることにしました。

　この2冊には、それぞれ別個の特長を持たせました。
　本書に先立ち約1か月前に刊行した『自分でできるチクチク療法』（以下「前巻」）は、一般の方が最初に読むのに最適な本として、本を読んでいただければご自分で健康の維持・改善ができるように、上の「自己チク療法」および、それと併せて行うことで効果を高める温熱療法、運動療法、顔もみと指根っこ回し、食養生について、イラスト付きでやさしくわかりやすく紹介しました。前著とはまったく違った、難しい理屈は抜きにして実用の役に立つ本といえます。
　そして本書は、前著の後継書として、数々の疾患の解説とその治療ポイントについて、上に述べたように新しい病気や新症例を追加し、また補足・修正を加えるとともに、チクチク療法という治療体系の理論について解説しました。前巻『自分でできるチクチク療法』をお読みになって興味を持たれた方が、さらに理解を深める本としても最適です。

　本書の第Ⅰ、Ⅱ章は臨床編という名の通り病名が多数出てきます。まずは自分が知っている身近なところの疾患から読み始め、次に他の興味ある疾患へと読み進んでいただけば、徐々にチクチク療法の概要がわかっていただけると思います。
　さらに、各々の疾患解説の最後に治療パートについて記載しています。これは実際に私が日常診療でチクチク刺激している治療ポイントを記載しています。
　これはデルマトーム理論に則って作成した治療パートであり、治療家でなくても誰でも使える普遍的な治療パートとなっています。
　なぜ治療パートの記載をしたかというと、『自分でできるチクチク療法』

の自己チク療法を書き進めていくうちに、読者（つまり一般の人々）のなかで自分の病気の治し方を知りたい、と思う人も出てくるのではないかと予想したからです。

　そうしたとき、手引きとなる治療場所が書いてあると、治療に対する興味を喚起することができるのではないか、と考えました。そして、そこまで深く興味をお持ちになった場合には、続いて治療パートの出典元である『無血刺絡手技書』をお読みいただければ参考になると思います。

　第Ⅲ章はチクチク療法誕生秘話について書いています。ここは前著『無血刺絡療法』で書いた部分を残しております。どうして誕生したのか、なぜチクチク療法が有効なのかを時系列に述べております。

　第Ⅳ章以下は福田‐安保理論や白血球の自律神経支配、白血球分類と・リンパ球についての記述です。前作の内容は一般の方には難しかったようです。本書は、端的に重要点を述べるようにし、わかりやすく書き直したつもりです。リンパ球に関して詳しく知りたい場合は、安保徹先生のご著書を読んでいただくとして、基本的な理論について少しでも理解を深めていただければ幸いです。

　本書および前巻『自分でできるチクチク療法』、また、専門書である『無血刺絡の臨床』、「無血刺絡手技書』を、それぞれの用途に応じてご活用いただければ皆様の健康のお役に立つと考える次第です。

　　平成27年3月　　　　　　　　　　　　ナガタクリニック　長田裕

チクチク療法の臨床　目次

巻頭図解　チクチク療法 治療ポイント図

- 頭の治療ポイント …………………………………… ii
  - 百会／脳パート
- 顔・耳の治療ポイント ……………………………… iv
  - 眼／鼻／口腔／耳パート
- 背面の治療ポイント ………………………………… vi
  - 首／肩／背／肝胃／腰／仙骨パート
- 首・上肢の末梢神経　刺激治療ポイント① …………… viii
  - 腕神経叢／胸鎖乳突筋／腋窩神経叢／橈骨神経ポイント
- 首・上肢の末梢神経　刺激治療ポイント② …………… x
  - 内側前腕皮神経／筋皮神経／正中神経／尺骨神経ポイント
- 下肢の末梢神経　刺激治療ポイント① ………………… xii
  - 大腿神経／外側大腿皮神経／伏在神経／総腓骨神経／浅腓骨神経／深腓骨神経ポイント
- 下肢の末梢神経　刺激治療ポイント② ………………… xiv
  - 後脛骨神経／腓腹神経／上殿皮神経／中殿皮神経／胸腰筋膜ポイント
- 局所治療パート図① ………………………………… xvi
  - 膝／脛骨神経／足／肩関節パート
- 局所治療パート図② ………………………………… xviii
  - のど／股関節／足底神経／芝山ポイント

- 推薦の言葉　八瀬善郎 ……………………………… xx
- まえがき …………………………………………… xxiv

第Ⅰ章　痺れと痛みの臨床

1　肩こり症 ………………………………………………………………… 2
　　肩こりについて ……………………………………………………… 2
　　　　＊肩こりの著効ポイントの発見　2

2　頸部神経根症 …………………………………………………………… 4
　　頸部神経根症とは …………………………………………………… 4
　　　　＊1　第6、7混合性頸部神経症例　4／＊2　第6、7、8混合性頸部神経根症例　5／＊3　第5頸部神経根症例　6／＊4　第3、4、5混合性頸部神経根症例　7／＊5　第8頸部神経根症例　7／＊6　後頭神経痛のチクチク治療2例　8

3　むち打ち症 …………………………………………………………… 10

4　上下肢の痺れや痛み ………………………………………………… 12
　　①　絞扼性神経障害による痺れと痛み例 ……………………… 12
　　　　＊1　手根管症候群例　12／＊2　尺骨神経麻痺のチクチク治療2例　14／＊3　大腿神経ニューロパシーのチクチク治療2例　16／＊4　知覚異常性大腿神経痛例　17／＊5　一般的な痺れの改善に要する日数　17
　　②　尿毒症性ニューロパシーによる痺れについて ………… 18
　　　　＊1　どのような症状が改善するのか？　18／＊2　どのような展開が期待されるのか　19
　　③　外傷性または酷使による末梢神経障害による痺れと痛み例 … 20
　　　　＊1　橈骨神経ニューロパシー、外傷後の手の甲の痺れ2例　20／＊2　橈骨神経ニューロパシー、使い過ぎによる手の甲の痛み例　22／＊3　伏在神経と浅腓骨神経ニューロパシー併発例　22
　　④　糖尿病性神経障害による痺れ ……………………………… 23
　　⑤　アルコール性神経炎による痺れ …………………………… 24
　　⑥　胸郭出口症候群の痺れと痛み ……………………………… 24
　　⑦　肩関節脱臼後の手の多発性神経障害による痺れや麻痺2例 … 26
　　⑧　脳血管障害後の多彩な後遺症 ……………………………… 26
　　　　＊1　どのような疾患と症状か　26／＊2　痺れの経過　27
　　⑨　脳腫瘍術後の痺れ例 ………………………………………… 28
　　⑩　ギランバレー症候群の痺れ ………………………………… 28
　　　　＊ギランバレー症候群のチクチク治療2例　28

⑪　薬剤中毒性ニューロパシー、多発性神経炎例 ……………… 29
5　腰痛症 ……………………………………………………………… 31
6　梨状筋症候群 ……………………………………………………… 32
　　＊1　左右差　32／＊2　症状の多彩さ　32／＊3　引き金　32／＊4　症状の改善の変化　34／＊5　梨状筋症候群の難治例　34／＊6　梨状筋症候群、間欠性跛行例　35／＊7　梨状筋症候群、下肢痺れと間欠性跛行例　36
　体験談①　「歩ける喜び」（梨状筋症候群症例）………………………… 37
7　ヘルペス後神経痛 ………………………………………………… 38
　　＊1　ヘルペス後神経痛のチクチク治療3例　38／＊2　改善スピードの差　39
8　五十肩 ……………………………………………………………… 40
　　＊1　どこを治療するか　40／＊2　症状と原因　40／＊3　五十肩のチクチク治療2例　40
9　膝周辺の痛み ……………………………………………………… 42
　　①　どのような病気があるか ………………………………… 42
　　　＊1　両膝の痛み、変形性膝関節症術後例　42／＊2　膝関節水腫のチクチク治療2例　43／＊3　膝関節外傷手術後、後遺症例　44／＊4　膝外側の関節痛例　45
　　②　変形性膝関節症と間違われる疾患 ……………………… 45
　　　＊1　腓骨神経炎、膝裏の痛み例　45／＊2　伏在神経ニューロパシーとは　46／＊3　伏在神経ニューロパシーのチクチク治療2例　46
10　痛みと痺れのまとめ …………………………………………… 48

第Ⅱ章　難病・難治性疾患・生活習慣病の治療

1　神経・筋疾患 ……………………………………………………… 52
　　①　反射性交感神経性萎縮症（RSD=Reflex Sympathetic Dystrophy）例のチクチク治療 ………………………… 52
　　②　筋萎縮性疾患のチクチク治療 …………………………… 54
　　　＊1　前脛骨筋麻痺例　54／＊2　尺骨神経麻痺ほかの筋萎縮性疾患　55
　　③　カテーテル検査後遺症例のチクチク治療、陰股部痺れ …… 56
　　④　脳脊髄液減少症＆パニック障害合併例のチクチク治療 …… 56
　　⑤　半側顔面痙攣と眼瞼痙攣の計10例分析。難治例が多い …… 57

⑥　認知症例のチクチク治療、アリセプト断薬 ……………… 59
　　⑦　ベル麻痺、チクチク治療2例 ………………………………… 59
　　⑧　ベル麻痺後異常連合運動例 …………………………………… 60
　　⑨　本態性振戦例のチクチク治療 ………………………………… 61
　　⑩　三叉神経痛例のチクチク治療 ………………………………… 62

2　皮膚科疾患 …………………………………………………………… 63
　　①　皮膚科疾患のチクチク治療について ………………………… 63
　　②　掌蹠膿疱症のチクチク治療 …………………………………… 63
　　　　＊掌蹠膿疱症、長期難治症例　64
　　③　尋常性乾癬のチクチク治療 …………………………………… 65
　　　　＊尋常性乾癬例　65
　　④　壊疽後ケロイド例のチクチク治療 …………………………… 66
　　⑤　外傷性壊疽性膿皮症例のチクチク治療 ……………………… 66

3　脊柱疾患 ……………………………………………………………… 67
　　①　脊柱間狭窄症のチクチク治療 ………………………………… 67
　　　　＊1　脊柱管狭窄症、間欠性跛行9例のまとめ　67／＊2　脊柱間狭窄症、間欠性跛行例　68／＊3　脊柱間狭窄症以外の間欠性跛行7例のまとめ　68／＊4　腰椎椎間板ヘルニア、坐骨神経痛例　69／＊5　脊柱管狭窄症と梨状筋症候群の合併疑い例　70
　　②　脊椎骨粗鬆症のチクチク治療 ………………………………… 70
　　　　＊1　脊椎骨粗鬆症多発性圧迫骨折例　71／＊2　脊椎骨粗鬆症例の問題点　72
　　③　頚椎症性頚髄症、チクチク治療2例 ………………………… 73
　　④　頚椎損傷後頚髄症、チクチク治療2例 ……………………… 74
　　体験談②「頚椎損傷から現在に至るまで」（頚椎損傷後頚髄症例）…… 76

4　関節リウマチ・膠原病 …………………………………………… 78
　　①　関節リウマチ、膠原病のチクチク治療について …………… 78
　　②　強皮症、チクチク治療2例 …………………………………… 78
　　③　シェーグレン症候群、チクチク治療2例 …………………… 80
　　④　SLEのチクチク治療例 ………………………………………… 81
　　体験談③「SLEを患って」（SLE症例） …………………………… 83

⑤　関節リウマチ（RA）のチクチク治療 ……………………… 85
　　　＊1　関節リウマチ、免疫抑制剤断薬2例　85／＊2　関節リウマチ、PDSL断薬例　87／＊3　関節リウマチ、痛み止め断薬例　87／＊4　関節リウマチ治療の問題点　なぜ改善できないケースがあるのか？　88／＊5　チクチク療法における今後の関節リウマチ治療　88／＊6　関節リウマチ、チクチク治療の長期MMP3フォロー例　90／＊7　RF高値でも症状が軽い例について　90／＊8　MMP3が高値なのにRF値正常例　91

5　神経難病・脳疾患後遺症 ……………………………………… 93
　　①　パーキンソン病関連疾患のチクチク治療について ………… 93
　　　＊1　振戦について　93／＊2　パーキンソン病のチクチク治療の経験　94／＊3　ヤール分類について　94／＊4　パーキンソン病未治療患者12名のチクチク治療分析　95／＊5　未治療パーキンソン病患者がヤールゼロ（Y−0）になった6例の分析　96／＊6　未治療パーキンソン病例、ヤールⅢからゼロとなった症例　97／＊7　パーキンソン病既治療患者4名のチクチク治療分析　97／＊8　チクチク治療中に断薬してヤールゼロになった例　98／＊9　パーキンソン病治療の問題点　98／＊10　パーキンソン病におけるチクチク療法の効果は？　99／＊11　チクチク療法を受けて症状が進行しないケースについて　100／＊12　チクチク療法でよくならないケースにはどうするか？　101／＊13　パーキンソン病の運動療法について　102

　　②　脳卒中後遺症例のチクチク治療について …………………… 103
　　　＊1　片麻痺　103／＊2　失語症　104／＊3　構音障害　104／＊4　尿便失禁　105／＊5　強制泣き現象　105

　　体験談④　脳梗塞後遺症例体験談、強制泣き現象ほか ……………105

　　③　脊髄小脳変性症（SCD）、筋萎縮性側索硬化症（ALS）の
　　　　チクチク治療について ……………………………………… 106
　　　＊脊髄小脳変性症例　106

　　④　神経線維腫1型（レックリングハウゼン病）例の
　　　　チクチク治療 ………………………………………………… 108
　　⑤　脳性麻痺後アテトーゼ例のチクチク治療 …………………… 108
　　⑥　痙性斜頚、チクチク治療4例 ………………………………… 109

6　泌尿生殖器疾患 ………………………………………………… 111
　　①　泌尿器、生殖器疾患のチクチク治療について ……………… 111
　　　＊1　腎不全のチクチク治療、透析回避例　111／＊2　利尿剤をやめて腎機能が改善した例　112

② 尿失禁のチクチク治療について ･･････････････････････ 113
　　　＊1　尿失禁改善7例の分析　113／＊2　尿失禁、チクチク治療2例　114
　　③ 前立腺肥大例のチクチク治療 ･････････････････････････ 114
　　④ 夜間頻尿、チクチク治療39例の分析 ･･････････････････ 116

7　精神科・自律神経系 ･･････････････････････････････････ 117
　精神科疾患、自律神経失調症のチクチク治療について ･･････････ 117
　　　＊1　慢性疲労症候群例　118／＊2　不眠症のチクチク治療経験について　118

8　耳・鼻・口腔疾患 ････････････････････････････････････ 120
　耳鼻科疾患のチクチク治療について ････････････････････････････ 120
　　　＊1　嗅覚脱失、チクチク治療2例　120／＊2　耳鳴り例　121／＊3　嗄声例と失声例　122／＊4　睡眠時無呼吸症候群、チクチク治療2例　123

9　ガン ･･･ 125
　ガンにおけるチクチク治療について ････････････････････････････ 125
　　　＊1　皮膚ガン（有棘細胞ガン）例　127／＊2　現在治療中のガン患者で遠隔転移のある例　128

10　高血圧・糖尿病・高脂血症──生活習慣病 ･･････････････ 129
　　① 生活習慣病一般のチクチク治療について ･････････････ 129
　　　＊1　正しい血圧とは？　129／＊2　血圧治療の問題点　130／＊3　血圧と脳血流　131／＊4　降圧薬における諸問題　132／＊5　降圧薬をやめて血圧が下がった6例　132／＊6　降圧薬を服薬して高血圧？　133／＊7　降圧薬副作用、起立性低血圧例　134／＊8　降圧剤性脳梗塞発症例　134／＊9　降圧剤性認知症か？　135
　　② 糖尿病のチクチク治療 ･･･････････････････････････････ 135
　　　＊1　糖尿病、チクチク治療5例のHbA1C（A1Cと略記）の推移　136／＊2　薬よりも減量のほうが糖尿病は改善する　138／＊3　当クリニックにおける糖尿病指導の原則　138
　　③ 脂質異常症例のチクチク治療 ････････････････････････ 139
　　　＊1　家族性高コレステロール血症例　139／＊2　脂質異常症（高脂血症）5例の断薬後の推移　140

11　消化管疾患 ･･ 141
　消化管疾患のチクチク治療経験 ････････････････････････････････ 141
　　　＊潰瘍性大腸炎、チクチク治療2例　141

12 アレルギー性疾患 ………………………………………… 143
　① アトピー性皮膚炎のチクチク治療について ………………… 143
　　＊1 アトピー性皮膚炎例 143／＊2 子供のアトピー性皮膚炎について 144
　② アレルギー疾患、チクチク治療3例のIgE長期推移について …… 145
　③ アレルギー疾患のチクチク治療のまとめ ……………………… 146

13 眼科疾患 …………………………………………………… 148
　眼科疾患のチクチク治療について ………………………………… 148
　　＊1 白内障 148／＊2 加齢黄斑変性 149／＊3 緑内障、チクチク治療2例 149

14 婦人科疾患 ………………………………………………… 151
　婦人科疾患チクチク治療例について ……………………………… 151
　　＊1 子宮内膜増殖症例 151／＊2 その他の婦人科疾患 152

15 甲状腺疾患 ………………………………………………… 153
　　＊1 甲状腺機能低下症、チクチク治療6例の検査値推移 153／＊2 甲状腺機能低下症（上の表の第5例解説） 154／＊3 甲状腺機能低下症（上の表の第6例解説） 154／＊4 甲状腺機能亢進症、バセドウ病のチクチク治療例 155／＊5 甲状腺機能亢進症、メルカゾール中断と変形性股関節症手術回避例 155

第Ⅲ章　チクチク療法はどうして始まったのか

1 爪もみ …………………………………………………………… 158
　　＊1 爪もみがパーキンソン病に効いた 158／＊2 爪もみは副交感反応を導く 159／＊3 爪もみは万能か？ 159

2 チクチク療法を始めたきっかけ ……………………………… 160
　　＊1 どこを刺せば治せるのだろう？ 160／＊2 痛み刺激で動かない体が動いた！ 160／＊3 デルマトーム理論に基づく新たな治療ポイントの考案 161

3 チクチク療法の効果確認まで ………………………………… 162
　　＊1 チクチク療法は血を出さない手法である 162／＊2 血を出さないチクチク療法の利点・長所 163／＊3 チクチク刺激の道具：棘抜きセッシ 164／＊4 福田―安保理論の追試 165／＊5 チクチク療法の効果判定は認知症から始まった 166／＊6 チクチク刺激で起こる副交感反応 167

第Ⅳ章　デルマトーム理論で痛み・痺れを治療する

1　チクチク治療とデルマトーム理論………………………… 170
＊1　チクチク療法の原点・痛圧刺激　170／＊2　デルマトーム理論はどうして生まれたか？　170／＊3　デルマトームいろいろ……キーガンデルマトーム図　172／＊4　顔にもデルマトームがあった　174／＊5　チクチク治療の手順　175／＊6　チクチク治療で治ったRSD患者　176

体験談⑤「二人の悪魔」（RSD症例）……………………………………176

2　ムクミ・痛み・痺れ・冷え・だるさの関係 ……………… 180
＊1　ムクミの経過　181／＊2　生き方と深く関係する難病　181／＊3　ムクミは取れても痛みは残る　182

3　痛みと痺れの関係 ………………………………………… 182
＊1　痺れの病態は何か？　182／＊2　腰椎椎間板ヘルニヤ手術後の痺れ例　183／＊3　頚椎椎間板ヘルニヤ手術後の痺れ例　183／＊4　他の痺れの例　184

4　痺れとだるさの関係 ……………………………………… 184
＊1　痺れのあとにはだるさが残る　184／＊2　ムクミ・痛み・痺れ・だるさは直線で結ばれている　185

第Ⅴ章　ストレスをリンパ球で判断する

1　ストレスとリンパ球 ……………………………………… 188
＊1　ストレスの意味　188／＊2　ストレスが与えるリンパ球への影響　188／＊3　ストレスとリンパ球比率の関係　189／＊4　副交感神経優位で起こる病態　191

2　薬が作るリンパ球のミステリー「代償性リンパ球症」…… 193
＊1　福田―安保理論の唯一の矛盾　193／＊2　服薬量が多いとリンパ球は正常を保とうとすることがある　193／＊3　「代償性リンパ球症」の発見　194／＊4　やはり白血球の自律神経支配は存在する　194／＊5　代償性リンパ球症を解除するチクチク刺激　195／＊6　リバウンドは悪化ではなくその患者本来の姿　195／＊7　症状もリンパ球も早期にリバウンドを克服した例　196

3　リンパ球比率20％未満は難病への道 …………………… 197

4　ストレスと病変部位成立の関係 ……………………………… 199
　　＊1　「交感神経の害」とは　199／＊2　局所性の「交感神経の害」　199／＊3　関節リウマチの「交感神経の害」はどこか？　199／＊4　全身性の病気の「交感神経の害」は脳である　200／＊5　脳卒中後遺症の交感神経の害はどこか　201／＊6　脳卒中の交感神経の害を作らないようにする　201／＊7　後遺症をどうするか　202／＊8　なぜチクチク刺激が後遺症を改善させるのか　203

5　チクチク療法はストレスを和らげる ………………………… 203
　　＊1　リンパ球減少はチクチク刺激で改善し増える　203／＊2　リンパ球過剰でもチクチク刺激で正常値に近づいていく　204

6　関節リウマチは免疫の低下か亢進か？ ……………………… 204
　　＊1　リウマチにおける湯治療法の意味　204／＊2　ステロイドや免疫抑制剤の意味　205

7　中庸に戻す ……………………………………………………… 206
　　＊1　チクチク刺激で脳内分泌反応が生じる　206／＊2　皮膚への刺激は薬代わり　206／＊3　最小刺激で中庸に戻すチクチク療法　207

8　治りにくいタイプ ……………………………………………… 207
　　① どのようなタイプがあるか ……………………………… 207
　　　　＊1　ストレス（肉体的・精神的）の問題　208／＊2　自然治癒力を信じない人　211／＊3　自分の能力以上に頑張る人　211／＊4　食養生を守れないタイプ　212／＊5　日光・運動・睡眠不足、浅い呼吸に低体温を抱えている人　212／＊6　生理学的に非可逆的な病気を持っている人　213
　　② 病気はどうしたら防げるか？ …………………………… 213
　　　　＊1　神経難病が進行停止した人から学ぶ　213／＊2　正しい理解で病気の多くは防げる、改善できる？　215

解説　八瀬善郎 ………………………………………………………… 217
あとがき ………………………………………………………………… 223

疾患、症状別　掲載ページ

アトピー性皮膚炎　63,143,144
アルコール性神経炎（痺れ）　24
アレルギー性疾患　143〜147
陰股部痺れ（カテーテル検査後遺症）　56
壊疽後ケロイド　66
外傷性壊疽性膿皮症　66
潰瘍性大腸炎　141
肩こり症　2〜3
加齢黄斑変性　149
ガン　125〜128,209
眼科疾患　148〜150
間欠性跛行　54,67,68,69
眼瞼痙攣　57
関節リウマチ
　78,85〜92,181,196,197,199,204〜205
嗅覚脱失　120
胸郭出口症候群（痛み・痺れ）　24
強皮症　78
ギランバレー症候群（痺れ）　28
起立性低血圧　130,134
筋萎縮性疾患　54,55
筋萎縮性側索硬化症（ALS）
　100,106,160,213
痙性斜頚　109
頚椎症性頚髄症　73,74,76
頚椎椎間板ヘルニヤ（手術後の痺れ）　183
頚部神経根症　4〜9
高血圧　129〜135
膠原病（自己免疫疾患）　78,80,85
脳梗塞　26,103,105,113,134,201
甲状腺機能亢進症　155
甲状腺機能低下症　153〜155
甲状腺疾患　153〜156
後頭神経痛　8
絞扼性神経障害　12,46
五十肩　40〜41
坐骨神経痛　32,34,67,69
嗄声・失声　122
三叉神経痛　62
シェーグレン症候群　80,197
子宮内膜増殖症　151
脂質異常症（高脂血症）　139,140
尺骨神経麻痺　14,55
手根管症候群　12,55
消化管疾患　141〜142
掌蹠膿疱症　63,64
自律神経失調症　117
神経線維腫1型（レックリングハウゼン病）　108
尋常性乾癬　65
腎不全　111
睡眠時無呼吸症候群　123
精神科疾患　117〜119
脊髄小脳変性症（SCD）　106
脊柱間狭窄症　67〜70

脊柱疾患　67〜77
脊椎骨粗鬆症　70〜72
前脛骨筋麻痺　54
全身性エリトマトーデス（SLE）　81〜84
浅腓骨神経ニューロパシー　22
前立腺肥大　114
代償性リンパ球症　193〜198
大腿神経ニューロパシー　16
多発性神経炎　18,28,29
知覚異常性大腿神経痛　17
手の多発性神経障害　26
橈骨神経ニューロパシー　20〜22
糖尿病　135〜139
糖尿病性神経障害（痺れ）　23
尿失禁　113
尿毒症性ニューロパシー（痺れ）　18
認知症　59,135,166
脳血管障害　26,103
脳腫瘍（手術後の痺れ）　28
脳性麻痺後アテトーゼ　108
脳脊髄液減少症　56
脳卒中後遺症　103〜105,201
パーキンソン病　93〜102,158.193.197
白内障　148
バセドウ病　155
パニック障害　56
反射性交感神経性萎縮症（RSD）
　52,176,178,184
半側顔面痙攣　57
腓骨神経炎（膝裏の痛み）　45
膝関節外傷（手術後の後遺症）　44
膝関節水腫　43
膝外側の関節痛　45
泌尿生殖器疾患　111〜116
皮膚科疾患　63〜66
皮膚ガン（有棘細胞ガン）　127
伏在神経ニューロパシー　46
婦人科疾患　151〜152
不眠症　118
ヘルペス後神経痛　38
ベル麻痺　59,60
変形性膝関節症　42
本態性振戦　61
末梢神経障害　12,20
慢性疲労症候群　118
耳鳴り　121
むち打ち症　10
夜間頻尿　116
薬剤中毒性ニューロパシー　29
腰椎椎間板ヘルニヤ　69,183
腰痛症　31
梨状筋症候群　31,32〜37,48,69,70
緑内障　149

第Ⅰ章

痺れと痛みの臨床

1　肩こり症

肩こりについて

　この10年の間に、非常にたくさんの肩こりをチクチク治療しました。

　当クリニックでは、膝関連の痛み患者総数が総症例数の約10％（500例）というデータがありますから、肩こりはそれをはるかに超える症例を診ていると思われます。そのうちに、ごく少数の治りにくい器質性肩こりがあります。その割合は100人に1人くらいの少なさです。その器質性肩こりは、長年の肉体労働過多による僧帽筋の硬直、全身の動脈硬化による肩こり、シップ剤の長期使用に伴う虚血性変化等が原因と思われました。

　それでも、週に1回のペースで2～3か月も施術すれば、改善の兆しである皮膚の発赤や温感の出現を認め、回復の期待は持てると考えます。

　しかし、その間、鎮痛剤やシップ剤は禁止です。今までの経験では、肩こりは時間がかかっても限りなく改善できる疾患と考えています。

＊肩こりの著効ポイントの発見

　肩こりの治療ポイントの1つに、胸鎖乳突筋後縁中央にある天窓穴（てんそう）（巻頭図解ixページ参照）というツボがあります。ここへの刺激はさらに有効性を高めました。この一点への刺激で改善する人もいるくらいです。神経学的に考えても理解しやすい場所です。天窓穴は、脳神経である副神経の枝と、鎖骨上神経、大耳介神経、頚横神経、小後頭神経という脊髄神経が一堂に会しています。これらの神経にたった1ポイントで刺激を加えられるわけですから、効果が高いのも頷けます。この有効ポイントの発見で改善率が高まりました。

　しかし、このポイントを使っても改善しにくい人がいて、それが器質性肩こりであると判明した次第です。器質性肩こりには最低8回以上の施術が必

要と説明しています。首・肩パートと天窓穴への施術直後に僧帽筋を中心とする領域の温感が出現するのが見られる人がいます。これは効果判定の材料になるでしょう。

治療ポイント解説：ここから各症状・疾患別に述べる治療ポイントは三和書籍発行の『無血刺絡手技書』に掲載した①治療パート、②末梢神経刺激療法と③局所髄節刺激療法の3つのなかから、各種組み合わせて記載しています（図解は巻頭ページに掲載しています）。

治療ポイント：首・肩パート、胸鎖乳突筋ポイント（SCM-P）。

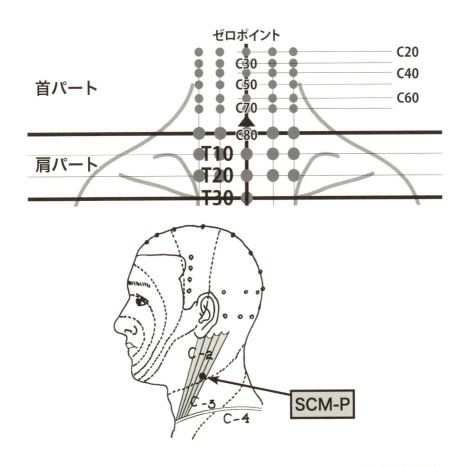

2　頚部神経根症

頚部神経根症とは

　頚椎には7個の骨があり、その骨と骨の間から脊髄神経が出ています。その出口のところで圧迫や血流障害が起こると手や腕への痺れ、首や肩への神経痛などという症状が現れることになります。

　頚椎に変形性の変化があって肩・腕・手指に神経症状が見られる場合、頚椎症性神経根症といいます。しかし、頚椎症がない場合もありますから、ここでは頚部神経根症という名で呼ぶことにします。

　手の指で説明しますと、親指の障害は第6頚部神経根症、人差し指と中指の障害は第7頚部神経根症、薬指と小指の障害は第8頚部神経根症と呼ばれる病名となります。

　ところで、私は今までにチクチク療法による「頚部神経根症」を300例近く治療してきました。そして初期の85例をまとめて北米東洋医学誌(North American Journal of Oriental medicine=NAJOM Vol.15 No42,43,44 2008)に投稿しました。

　今回はその中から抜粋して経過を述べてみます。

＊1　第6、7混合性頚部神経症例

　62歳男性。7年前から右側の第1、第2、第3指の痺れ症状に加え、右前腕から上腕にかけての重い痺れ（橈側の）も訴えていました。

　既に第6—7頚椎間ヘルニヤと診断されていましたので、まず第6—7頚椎棘突起間（無血刺絡でいうC7ゼロポイント）にチクチク刺激を加えてみました。

　その結果、第2、第3指は初回で流通現象(#)を感じ痺れが消失しました。

流通現象は他の症例でも認められることがあります。4日後の再診では第2、第3指の痺れはなく、上肢の痺れ症状もかなり消失していました。

しかし、6回目の受診で第1指の痺れが残っていたので第5—6頚椎棘突起間（無血刺絡でいうC6・C7ゼロポイント）へチクチク刺激を試みたところ、第1指の痺れが消失しました。9回目で手指、上肢における症状は消失していました。

4か月後、右手指、上肢の症状はなくなりました。なお第6頚部神経根症状を有した23例のうち22例は施術終了直後より改善を示しました。

♯流通とはチクチク刺激をした瞬間に血の気が流れる（神経が通じる）という患者の表現をいっています。

治療ポイント：C6・C7ゼロポイント、肩パート。

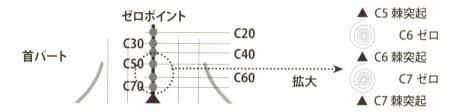

＊2　第6、7、8混合性頚部神経根症例

3か月来、右側の上肢、手の甲、5本指の痺れを四六時中訴え、整形外科で頚椎ヘルニアと診断され手術を勧められていた59歳男性です。

初診時、握力は右12kg/左17kgと低下していました。5本全ての指が痺れているので第6、7、8頚部神経根症と診断し、頚椎（C6・7・8ゼロポイント）へのチクチク刺激を行ったところ、直後に握力は右20kg/左25kgと改善しました。同時に5本指の痺れもいくぶん改善しました。

6日後再診したときに、握力は右31kg/左22kgと右側が著しい改善を示しました。同時に指5本の痺れのうち第2、3指の痺れが改善していました。

ところが、3週間を過ぎてから突然に第6頚部神経根症を示す首、肩、上肢の痛みと首の後屈困難がみられました。原因は枕を外して寝たことでした。

そこで、第6頚部神経根へのチクチク刺激（C6ゼロポイント）を行ったところ全て症状は緩和されました。6週間後には5本指の痺れはありませんでした。

握力も、右41kg/左37kgとほぼ正常に戻りました。肘、肩に鈍痛は残っていますが眠れないほどの痛みはなくなりました。

治療ポイント：C6・C7・C8（大椎穴）ゼロポイント。

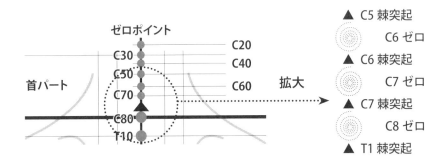

*3　第5頚部神経根症例

トラック運転手で、10年来首を後屈すると右肩（C5デルマトーム）領域に痛みを訴えていた49歳男性です。3年前より後屈しなくても痛くなってきており、左耳の閉塞感や、「のどの詰まり」も感じていました。MRI検査では異常がありませんでした。

そこで、C5デルマトームの痛みですので、第4－第5頚椎棘突起間（C5ゼロポイント）にチクチク刺激を加えました。施術直後、痛みが取れて後屈しても痛みがなくなりました。

のどの詰まった感覚はのどの治療点（巻頭に掲載ののどパート）で改善し、耳の閉塞感も胸鎖乳突筋へのチクチク刺激（巻頭ixページのSCM-P）で改善し、その後、5か月間の治療で改善したものの、仕事に関わり表われる症状と判明したため、うまく付き合っていくしかないと説明しました。

治療ポイント：C5ゼロポイント、肩パート。

＊4　第3、4、5混合性頸部神経根症例

　57歳女性です。来院して1週間後に、両側の鎖骨下部の違和感が10年間あるとの訴えを聞きました。服を着る時、鎖骨下部に違和感があってイライラするといいます。第5頸部神経根症を疑い、チクチク刺激を加えたところ、施術直後に楽になりました。そののち、左右の鎖骨の中央部を押さえると「ウッとなる」という特異な症状も有していることがわかり、引き続きチクチク刺激をし続けました。

　その結果、1か月後には、服を着るときの違和感が楽になったものの、まだ少し違和感が残っていたので刺激部位を変更し、第2と第3、第3と第4頸椎棘突起間（C3・C4ゼロポイント）へのチクチク刺激を加えてみたところ症状は大幅に軽減しました。

　治療開始して2か月でしょっちゅうあった違和感が軽くなっていました。
治療ポイント：C3・C4・C5ゼロポイント、首・肩パート。

＊5　第8頸部神経根症例

　この人は何年も前から両側の内肘の痛みを自覚していましたが、この1か月で急に痛みが増強してきたので来院した52歳女性です。

　この痛みは四六時中持続しており、仕事で仕分けしたり、ひっぱったり、持ち上げたりすると起こっていました。それで、両側上腕骨内顆炎と診断し同部にチクチク刺激を加えましたが、逆に7日後の再診では痛みが増強していました。

　そこで診断の誤りに気づき、第8頸部神経根症を疑い、大椎（だいつい、C8ゼロポイント）穴へのチクチク刺激を試みたところ、直後に両側内肘の痛みが一挙に消失しました。

　その7日後には四六時中の痛みは時々となり、多少の痛みとなりました。次の来院で、動作しても気にならないほどに改善したので治療終了となりま

した（計3回施術）。

治療ポイント：C8ゼロポイント（大椎穴）、肩パート。

＊6　後頭神経痛のチクチク治療2例

これは後頭部にある大後頭神経と小後頭神経に関連する神経痛です。後頭部の頭痛で、この両者に圧痛点を認めればこの神経痛を疑います。

これらの痛みの原因は、後頭骨と第1頚椎棘突起間（C1ゼロポイント＝風府穴）、第1―第2頚椎棘突起間（C2ゼロポイント＝瘂門穴）、第2―第3頚椎棘突起間（C3ゼロポイント）にその原因があることがチクチク治療をする過程で判明しました。その対象症例20例の治療経験を北米東洋医学誌（NAJOM,Vol.15,No.44,2008）に投稿しました。その雑誌より2例の症例を転載します。

治療ポイント：C1・C2・C3ゼロポイント。

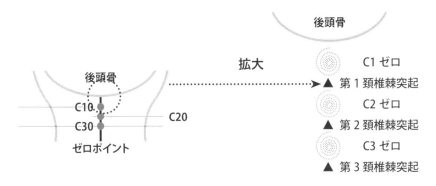

第1例目：

2、3か月来の右後頭部（天柱・風池穴）とこめかみに脈を打つような痛みで来院した46歳の男性です。

この痛みはある日突然に起こり、来院1か月前にピークに達し、その間、病院にてMRIやCT検査で異常はありませんでした。

初診では首を右後ろに曲げたり（後屈）、回旋すると痛みが出て、つばを飲み込んでも後頭部に痛みが走ると訴えました。

第1―第2頚椎棘突起間（瘂門穴、C2ゼロポイント＝C2ゼロ）を単独チクチク刺激したところ改善し、3か月後には治癒と判定し治療終了となりました（計15回施術）。

第2例目：

多彩な訴えで来院した74歳女性です。受診5か月前より両側の肩凝り、両側後頭部深部の熱感、第2～第5指の4本の指の痺れや熱感、第7頚椎と第1胸椎棘突起間（C8ゼロポイント、大椎穴）真横の熱感・冷感がありました。

これらの訴えを、第1、第5、第7、第8頚部神経根症と診断し、それぞれに相当する頚椎棘突起間へのチクチク刺激を行ったところ、全てにおいて流通現象と改善を認めました。2か月後、症状は順調に改善したため3か月で治療終了となりました（計15回施術）。

3 むち打ち症

　昔、脳外科医として勤務中に、悩まされた病名がむち打ち症でした。それは、損害賠償も絡む複雑な心理的、金銭的問題が絡んでいたからです。
　しかし、私自身が赤信号で停止中に、わき見運転していた乗用車に追突されてむち打ち症になり、そのあとの数年間、曇天の日などにうなじの重圧感で悩まされたことから、心理的、金銭的な問題だけではないと判明しました。
　その後、チクチク療法を始めてから、むち打ち症のような自律神経の乱れによってもたらされる病態が、素早く改善していくということがわかってきました。
　それは金銭問題を抜きにして、本当に治りたいという患者さんにとってはどれほどの救済になるでしょうか。その具体的な3症例（中年女性）をご紹介いたします。
　第1例は助手席で斜め後ろを向いて話しているときに後方から追突されました。
　第2例は左から出てきた車と接触しています。
　第3例はよく起こる後方からの追突です。
　症状は3人とも首だけの症状に留まらず、胸椎や腰椎や仙骨などへの症状が見られました。痛みには頭痛、胸椎棘突起痛、仙骨部痛などがあり、手指や腕の痺れや痛みにも悩まされています。
　自律神経の症状としては気分不良、嘔吐、ふらふらなどがありますが、吐き気止めも効果はなかったようです。
　問題のむち打ちである首の症状は、首の痛みや重さ、首への圧迫感などでした。これに手の痺れが加わりますが、このとき、その人の職業などが絡んで病状を悪化させている場合もあります。
　例えば、あとで出てくる胸郭出口症候群という病気がパソコン作業で悪化

するという人もいます。こういった仕事で病状を複雑化させている場合もあります。立ち仕事の人ですと脊椎への影響がでてきます。

　さてチクチク療法の効果ですが、3名とも素早い反応が見られました。まず、首の痛みやだるさや重さ、という症状が初回のチクチク治療で軽快しています。残った症状もそれぞれが回復していって、全ての人が改善治癒しました。

　治療期間は2人が3か月で施術打ち切りとなり、残る1人は、自然治癒力に任せた結果10か月で全治しました。

治療ポイント：基本は首・肩パート、胸鎖乳突筋ポイント（SCM-P）。

・自律神経症状を随伴した場合：百会・脳パート、眼・鼻・口腔・耳パートなど。

・症状が四肢関節、脊椎にあるとき：それぞれのデルマトーム高位を調べ、その高位ゼロポイント（督脈）を追加痛圧刺激します。例えば、下肢のだるさがあれば、腰・仙骨パートを痛圧刺激します。

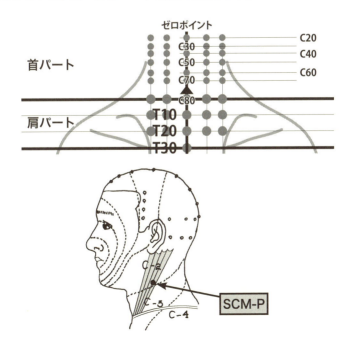

4 上下肢の痺れや痛み

　ここに述べる上下肢の痺れや痛みは、脊椎以外の部位に障害がある場合の症例を特に紹介したいと思います。今までに治療体験した疾患名を列記します。
① 絞扼性神経障害
② 尿毒症性ニューロパシー
③ 外傷性または酷使による末梢神経障害
④ 糖尿病性神経障害
⑤ アルコール性神経炎
⑥ 胸郭出口症候群
⑦ 肩関節脱臼後の手の多発神経障害（麻痺）
⑧ 脳血管障害後の痺れ
⑨ 脳腫瘍術後の痺れ
⑩ ギランバレー症候群
⑪ 薬剤中毒性ニューロパシー
などです。

① 絞扼性神経障害による痺れと痛み例

＊1　手根管症候群例

　これは手首にある正中神経が圧迫されて起こる末梢神経障害です。この圧迫障害のことを絞扼性神経障害といいます。中年以降の女性に好発しますが反復する手首を使う職業の人に多いとされます。もちろん、原因のわからない場合もあります。
　症状は第1から第4指の痺れや痛みが生じます。ただし、薬指の小指側には症状はありません。

自分でできる簡単なテストとしては、両手の甲を合わせて指先を下に向けると痺れが誘発されたり、または悪化したりします（ファレン・テスト）。また手の平側の手首を指先で叩いても痛みが走ったりします（チネル・サイン）。さらに進むと痺れの増強に加え、親指の手の平側の盛り上がり（母指球といいます）がなくなって（萎縮する）力が入らず、つまむ動作ができにくくなってきます。従来の治療法としては、ステロイドの局所注入などが行われ、改善しないときには手術が行われてきました。

　しかし、チクチク療法では施術を進めるうち、次第にその症状が取れていきます。

　今まで、明らかに改善しなかった例は1例の術後例と、慢性経過した著明な筋萎縮例でした。では、その改善した例をご紹介しましょう。

第1例目：
　両手が痺れるという訴えで来院した女性です。来院する1か月前から両手が痺れてきました。長い罹病期間や手術後で、年月の経っている人は、難治性の経過をたどる印象があります。この人は早期発症でした。

　さて、チクチク療法10日後、指先だけに症状が限局してきました。1か月後、手の痺れが治ったかと思った頃に片づけをしていて再発し、力が入りにくくなりました。途中、ある事情で治療を中断しましたが、再開してから4か月半後、明らかな改善を示しました（18回施術）。

第2例目：
　患者さんは1年来、両手の痺れと痛みで苦しんでいました。日中よりも夜間ジンジンと痛み、睡眠を妨げられ何度も目を覚ますのが辛い状態でした。

　そして、痛いと1日中何もする気がしないといって来院しました。

　チクチク治療して1週間後、夜間の起きる回数が3ないし4回から1ないし2回に減りました。ところが200キロメートル以上も遠方から来院するため、月に1回の通院しかできません。そこで自己チク療法を教えました。

すると1か月後に来院したときには夜間の目覚めはなくなり、痛みはゼロになっていました。しかし、痺れは約80%残していました。ところが、2か月後には痺れも9割方消え、この1か月で急によくなった、とのことで卒業となりました。

治療ポイント：正中神経ポイント、第1・2・3・4指の正中神経走行、肩パート。

＊2　尺骨神経麻痺のチクチク治療2例

　手の小指側の手の平のふくらみ（小指球といいます）が消えて萎縮してきます（次ページ上の写真中の①）。また手の甲の親指と人差し指の間の筋肉（第1背側骨間筋、次ページ下の写真中の③）のわずかな萎縮も認めることもあります。病変部位は肘の関節内側や手首の尺骨神経への絞扼神経障害（神経を締め付けて起きる痺れなど）です。

　原因には変形や骨折後、リウマチなどがあると医学書には記載されていますが、私の経験では肘への外的ストレスが原因のように思われます。しかし、患者さん本人には過負荷が原因だとは自覚していないようです。

第1例目：

　ある年輩の男性は手の知覚運動障害で来院しました。この人の病名は肘部管症候群といいます。肘の肘部管（尺骨神経が通る管）をチクチク刺激しました。

　5か月目あたりで、痺れが半減し、箸を持てるようになり、字もかなり書けるようになりました。ジャンケンのグーもでき、お盆や茶碗も持てるようになって治療終了となっています（次ページ上の写真中の②）。

　ところが、この人はこれが初発ではありません。何年も前から患っており、その頃から緩解増悪する症状が持続していました。つまり、肘への過負荷が原因で、休養したら楽になるということも理解していました。そのために肘へのストレスが継続し発病したものです。

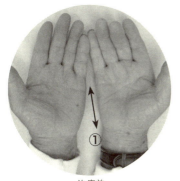 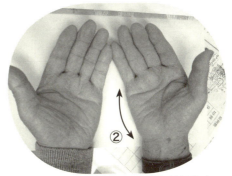

治療前　　　　　　　　　治療10か月後、右手にふくらみ（②）が出現した。掌紋も表れた。

第2例目

　字が書けないという訴えで来院した中年男性です。初診時、右手の変形がありました。すぐ目に付いたのは、小指の鉤爪変形です。（下の写真中の①）

　そして、手の平の小指側の小指球筋の萎縮（下の写真中の②）と第1背側骨間筋の萎縮（下の写真中の③）を示す鷲爪手という変形がみられました。半年来、字が書けずに代筆をしてもらっていましたが、1か月間8回の施術でグーもでき、字も書けるようになりました。

治療ポイント：尺骨神経ポイント、尺骨神経走行、肩パート。

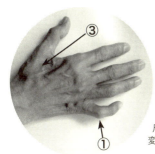 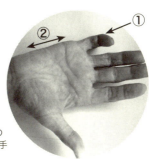

尺骨神経麻痺の変形を示す鷲爪手

＊3　大腿神経ニューロパシーのチクチク治療2例

　下肢（大腿）が持ち上がりにくい、だるい、グニャ（またはカクン）とする、しっかりしない、大腿の付け根が痛む、ズボンを上げにくい、などの訴えがあります。

　このタイプの神経障害は、その後も幾人もの患者に施術する機会を得ましたが、診断は、直後に改善・挙上することで確かめられました。もしそれを認めないときは他の部位の疾患を考えなくてはなりません。

第1例目：

　太ももが持ち上がりにくいという訴えで来院した年輩女性です。約2年間、座っている状態でも寝ている状態でも太ももが持ち上げにくく、そのため階段の昇り降りがしにくいという状態でした。

　仰向けに寝た状態で、自力で下肢を伸ばしたまま挙げるように指示しても、数センチメートルしか挙げることができませんでした。

　ところが、大腿神経へのチクチク刺激をして1分後に約30度まで挙げることができました。この人の症状は2、3回目で改善し始め、3か月半（施術17回）の間、再発はありませんでした。2年間の訴えがチクチク療法で改善したのです。この大腿神経ニューロパシーの患者は多くが施術直後に効果を確認できます。

第2例目：

　この人は15年間もの間、長い距離を歩けないという訴えで来院した中年女性です。脚がカクカクするという訴えがありましたので、大腿神経ニューロパシーと診断し、大腿神経ポイントにチクチク刺激をしました。

　直後、自力で下肢を持ち上げる角度が増加しました。同時に、足の背屈がしにくいというので筋力を調べると片方が低下していました。これは総腓骨神経ニューパシーです。ここにもチクチク刺激をしました。

　このようなチクチク刺激を12回、3か月にわたって治療をしたところ、

手押し歩行が自力歩行に復活し、2キロメートルも歩けるまでに回復し、家人に歩く速さが早くなったといわれました。ところで、来院後の手押し歩行の期間は5～6週間もありました。今では、出かけることが可能になったのは何よりの幸いでした。また背屈力も左右差もないくらい復活し、カクンという症状も消失しています。

治療ポイント：大腿神経ポイント（FN-P）、腰パートプラスL1デルマトーム。

＊4　知覚異常性大腿神経痛例

これは、鼠径部にある外側大腿皮神経が絞扼される（締め付けられる）病気です。

この疾患の場合、太ももの前と外側にピリピリするような痛みや痺れで受診する機会が多いようです。

症例：

1年来の左外側の太ももの痛みで来院した70歳前の男性です。この痛さは脚を引きずるほどのもので、同時に、同じ側の大腿神経の絞扼性症状である「カクン」となる大腿神経ニューロパシーも併発していました。

早速、外側大腿皮神経と大腿神経走行部位へのチクチク刺激を施しました。

その結果、すぐに楽になり引きずって歩かなくなりました。2週間後には脚の引きずりは治りました。同時に太ももの痛みも取れ、3週間後には歩く痛みもありませんでした。このように数回程度で治ることが多いのも特徴です。

治療ポイント：外側大腿皮神経ポイント、腰パートプラスL1デルマトーム。

＊5　一般的な痺れの改善に要する日数

先の尺骨神経麻痺の2例は、運動症状のほうが知覚障害より先に改善しました。他に、大腿神経ニューロパシーなどでも運動症状が先に改善しています。

また治癒までの期間ですが今までの治療経験から、肘部管症候群や橈骨神経障害、ヘルニヤ術後の坐骨神経痛や梨状筋症候群、総腓骨神経麻痺での前

脛骨筋麻痺や外傷性末梢神経炎でも4か月から半年で改善していった例が多いようです。

しかし、梨状筋症候群400例以上の中には、下腿と足に末梢神経炎を併発した例では、数年を要した例が何例もありますから、一概にいえません。

しかし、目安としては半年を目標にしています。これも罹患年数に比例します。また、下肢に痺れをきたした症例は上肢の痺れよりも長引く印象です。

② 尿毒症性ニューロパシーによる痺れについて

慢性腎障害に伴う四肢末端の知覚障害は尿毒症性ニューロパシーと表現します。手袋靴下型の多発性神経炎を呈します。多くは人工透析を受けており、透析病院でお話しを伺ったところ、なかなか難治性であるようです。

このタイプのニューロパシーの症状は、痺れ痛みのために手足の運動障害もあります。具体的には歩行障害、スリッパが脱げる、箸が使いにくい、鉛筆が持ちにくい、細かな動作がしにくいなど、日常動作が極端に不自由になってきます。

＊1　どのような症状が改善するのか？

こういった症状に対してチクチク療法はどのような効果が発揮できるのでしょうか。箸が使えるようになるというのは、究極の改善目標だと思いますが、これは正直いって難しいです。しかし、大雑把な動作は改善しています。

例えば、杖なしで歩けるとかフォークが使えるとかです。そのほかにも不眠・イライラなどの精神症状も改善しました。

そして、この治療法で経験した効果は痺れ範囲の縮小です。足裏も上肢もどちらも同じように縮小していきました（次ページ写真：カルテから転載）。

この場合、最後の痺れが取れるかどうかは予測が立ちませんが、足の甲の痺れが取れたことを考えますと、残った痺れも取れる可能性はあると思います。

ここで診た患者さんは私の医院の移転のため最後までフォローできませんでした。

このような尿毒症による多発性神経炎は、これら神経へのチクチク刺激により血流改善が得られ、痺れの範囲の縮小を示すものと思われます。

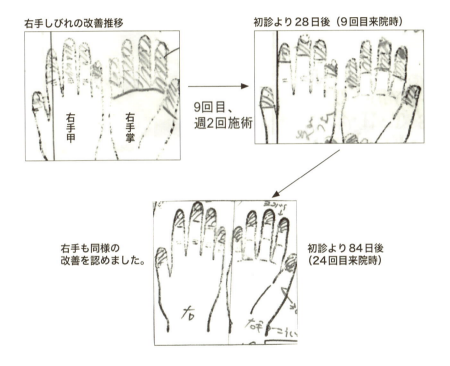

＊2　どのような展開が期待されるのか

こうして尿毒症の痺れが取れるとなりますと、この神経障害に苦しむ全国の患者さんにとって、どれほどの助けになるでしょうか。なにより注射も薬も使わず、チクチク刺激だけで改善していくとなれば費用の点でも貢献できます。

こうしたことで、透析施設でのチクチク刺激による尿毒症性ニューロパシー治療をぜひ試みてもらいたいと願っております。

過去にこの神経障害が治るなどという治療法はなかったわけですから、チクチク治療を指導できる医療者が育てば、痺れに苦しむ人々が救われると期待しておりますし、前巻『自分でできるチクチク療法』で述べた自己チク療法を併用すれば朗報となるはずです。

治療ポイント：上下肢に痺れ症状がある場合
・上肢：首・肩パート、正中神経・尺骨神経・橈骨神経・内側前腕皮神経・筋皮神経・橈骨神経手首ポイント、各指の神経走行。
・下肢：腰・仙骨パート、脛骨神経パート、総腓骨神経・浅腓骨神経・深腓骨神経・伏在神経・後脛骨神経・芝山・足底神経ポイント、各趾の神経走行。

③　外傷性または酷使による末梢神経障害による痺れと痛み例

　この項は外傷や使いすぎを契機に支配神経の痺れや痛みが生じ、長く苦しんできた人の神経障害を治療した例です。その典型的な例を解説していきましょう。

＊１　橈骨神経ニューロパシー、外傷後の手の甲の痺れ２例

第１例目：
車に轢かれて前腕骨折し手が痺れるという症状で来院した80代女性です。手の甲の橈骨神経領域に痺れを残していました（次ページの写真１）。
　経過はチクチク治療した直後、痺れはすぐに軽くなりました。直後に症状が改善したことは治癒へのファーストステップです。この改善兆候が見られたことは今後の希望が持てることを意味します。この後、痺れ範囲の大幅な縮小を認め、４か月を経て痺れは殆ど消失しました。期間にして約４か月、合計18回の施術でした。

第Ⅰ章　痺れと痛みの臨床

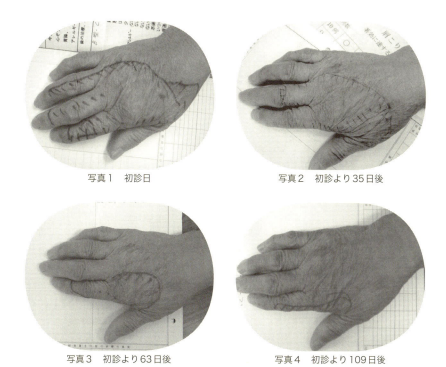

写真1　初診日

写真2　初診より35日後

写真3　初診より63日後

写真4　初診より109日後

第2例目：

　来院する約5か月前に自転車から落ち、肘、前腕、手首、手指などに怪我を負い、内出血した中年女性です。その後、打撲部である前腕を中心に、水を浴びてもピリッと痛い、1枚の皮を被ったような痺れ・痛みを残して来院しました。

　このピリピリヒリヒリする冷たいような重たいような感覚が残り、死にたいとさえ思ったそうです。

　チクチク治療6日後、前腕の重たい感じがありました。そこで自己チク療法を教えたのち、3回目の2週間後、ピリピリ感は残っていましたが重さを忘れるときが出てきました。朝のフルーツ食を指導しています。

　4回目の3週間後、パンをやめてフルーツ食に変えたあと、腕のだるさと

21

ピリピリ感が緩和されてきました。その11日後には腕のだるさは忘れてしまうほど改善しましたので、あとは自己チク療法をしますといって、わずか5回で卒業となりました。この人は、手、指、手の平、前腕など全ての部位を広範にチクチク刺激すると気持ちがよいといっていました。
治療ポイント：橈骨神経・橈骨神経手首ポイント、肩パート。

＊2　橈骨神経ニューロパシー、使い過ぎによる手の甲の痛み例

　この人は中指が痛いという症状で来院した若い女性です。楽器を演奏する際、肘を前後に動かすことによって生じた手の甲の痺れ・痛みでした。
　長年にわたり季節や天候に左右され、痛みで毎年悩まされてきたため、数年前に手首の手術を受けましたが、改善しませんでした。
　先の2例と同じ橈骨神経障害ですが、この人の障害部位は腕を酷使する上腕骨の橈骨神経溝にありました。ツボでいうと橈骨神経溝の消濼穴でした（巻頭図解、橈骨神経ポイント）。
　そして、その部位へのチクチク刺激を行ったところ、一発刺激で流通現象（神経が通うこと）を認めてその場で劇的に症状の改善を見ました。
　施術当日の夜にはリバウンドがきて翌朝まで痛みが続きました。2か月後には手の甲の痺れや痛みがなくなり、4か月後には「治ったかと思う」日がありましたが、やはり仕事のし過ぎで再発することもあったようです。使い過ぎ→改善→使い過ぎ→改善の繰り返しでは神経の完全回復は遅れると思われます。
治療ポイント：橈骨神経・橈骨神経手首ポイント、肩パート

＊3　伏在神経と浅腓骨神経ニューロパシー併発例

　中年男性で、18年前の事故を契機に下腿・足の甲に痺れと痛みが生じたケースです。初診時、右下腿と足の甲に痺れと痛みがありました。
　2回目来院時、下腿の痺れは取れましたが下腿と足の甲の痛みは残りました。

4回目は初診から25日後に来院し、悪くなく経過したとのことです。
少しピリピリ感が残るが8割方よくなっていました。
治療ポイント：伏在神経・浅腓骨神経ポイント、腰・仙骨パート。

④　糖尿病性神経障害による痺れ

インシュリン注射を長年していた3名の糖尿病患者は、全員が足の裏の痺れや感覚がないという状態でした。

足裏にチクチク刺激しましたが、長年のインシュリン注射をしていた人は残念ながら改善したとはいえませんでした。これは生理学的に非可逆性の病理学的変化が生じている可能性が高い状態だといえるでしょう。

しかし足裏の「痺れが切れている」感じはわかるとか、「触っているのはわかる」とはいっていました。当然、罹患年数が長いのですから1年、2年の長めのフォローは必要と思います。

それでも、インシュリン注射が短い人には、痺れが「少しましである」、「歩くのがよい」という報告を聞いています。

また、3人全てにインシュリンの減量にも成功しています。しかし糖尿病性の痺れ治療において最も重要なことは現病をしっかりコントロールすることです。

他方、インシュリン治療をしていない複数の糖尿病の人の足の痺れについては回復した患者がいましたが、糖尿病性のものか否かの判定はできていません。

痺れ治療の場合、同じ治療ポイントを使いますから、病名によって治療部位は変わりません。全てデルマトーム理論に基づく同じ治療パート、治療ポイントをチクチク刺激しますので病名診断にこだわることはありません。
治療ポイント：足裏の場合、腰・仙骨パート、後脛骨神経・芝山・足底神経ポイント。

⑤　アルコール性神経炎による痺れ

　10年前、チクチク療法を創始したのはアルコール依存症の専門病院でした。そこでは足裏の痺れや冷えを訴える患者さんを幾人も診ました。そして多くの人にチクチク療法は有効でした。ここでの痺れ治療体験がその後の多くの痺れ治療の原点となりました。

　ここで経験した痺れ患者は、手足の手袋靴下型の多発性神経炎タイプで4名、足の痺れと冷え患者は10名でした。その多くが数か月以内に改善が見られました。

　アルコール性でも糖尿病性でも尿毒症性でも、デルマトーム理論では治療方法は同じなので鑑別診断は必要ないということになります。これがチクチク療法の面白さではないでしょうか。

　デルマトーム理論では、限局した主病変のみならず、様々な随伴疾患まで改善していく特徴があります。

治療ポイント：
・上肢：首・肩パート、正中神経・尺骨神経・橈骨神経・内側前腕皮神経・筋皮神経・橈骨神経手首ポイント、各指の神経走行。
・下肢：腰・仙骨パート、脛骨神経パート、総腓骨神経・浅腓骨神経・深腓骨神経・伏在神経・後脛骨神経・芝山・足底神経ポイント、各趾の神経走行。

⑥　胸郭出口症候群の痺れと痛み

　この病気は手の痺れの中でも比較的稀に見られる疾患です。本症は鎖骨と第1肋骨の間の胸郭出口という場所で、腕神経叢や鎖骨下動静脈が、何らかの原因で圧迫や牽引されることによって生じる神経血管圧迫症候群とされています。

　この神経圧迫により、首、肩、肩甲間部、上肢、手など、バラエティーに

富む症状で患者を悩ませます。具体的には肩こり・肩甲間部痛、上肢の痺れ・痛み・だるさ・ムクミ、うなじのこり・痛み、頭痛などです。

悪化させる姿勢は、つり革にぶら下がる、ショルダーバッグを肩にかける、ブラシかけ、洗濯物干しなど、腕を上げる姿勢や肩を押し下げる姿勢が原因です。

治療者がこの病態を知っていれば問題なく診断できますが、知らないとそれぞれの出現部位での検査を受けることになります。

症例：

年輩女性が、2年前から朝起きたときに、左手首から先が痺れているという訴えで来院しました。特に夜間、寝てから痺れが生じるとのことです。

この、夜間痺れるという病気には、手根管症候群もあり鑑別が必要です。この人は、ほかに五十肩のため帯結びや髪梳(かみと)きがしにくくなってきました。

治療方法は、本症と五十肩の治療ポイントがデルマトーム理論では近接した部位になりますので、同時進行で両者の治療を進めることができます。

治療中、痺れ効果確認の難しさは、「痺れはどうですか？」と問えば「ある」と返答するところにあります。それだけでは改善したかどうか全く不明です。

この例では、明らかな痺れ範囲の縮小があれば改善しているとわかったのですが、初診16日後と35日後には、カルテ上は痺れ範囲に変わりはありませんでした。ところが、痺れは夜間には半減していたのです。

まずは、痺れが改善しているかどうかを確かめるには図に描くことが大事です。しかし、痺れ範囲が同じでも、痺れている時間や程度はわかりませんからこれらを聞き出す必要があります。それで有効かどうかを判定できます。

初診10日後には辛かった痺れが楽になり、7週間後（15回目）には夜間は半減し、2か月後には朝の痺れがない日もあり、12週間後（24回目）には痺れは治ったと、報告してくれました。40回目には左五十肩の最終施術を行い、4か月半後（46回目）には手の痺れは取れました。

治療ポイント：腕神経叢ポイント、首・肩パート。

⑦　肩関節脱臼後の手の多発性神経障害による痺れや麻痺2例

2人にチクチク刺激する機会を得ました。

第1例目：

　1人目は、肩関節を中心とする腋窩神経障害のため、三角筋の側方挙上障害に加え、知覚障害や萎縮も見られました。また手の障害も現れ、正中神経（第1、2、3指と第4指の親指側の）領域の痺れに加え、尺骨神経障害（第4・5指）や橈骨神経障害（手の甲の痺れ）も認められました。非常に複雑な症状を呈しています。

　1年半チクチク療法を行った結果、痺れについては大きな改善が認められました。腕の障害については後ろに手が回るようになりました。

第2例目：

　二例目の患者は、半年間施術を続けましたが残念ながら手の全ての神経障害に全く変化ありませんでした。器質的変性（病理学的な非可逆性変化）が生じている可能性があります。

治療ポイント： 腋窩神経ポイントを重点的に痛圧刺激します。首・肩・肩関節パート。

・手に痺れのある場合は、内側前腕皮神経・橈骨神経・筋皮神経・橈骨神経手首・正中神経・尺骨神経ポイント。

⑧　脳血管障害後の多彩な後遺症

＊1　どのような疾患と症状か

　この痺れは脳出血や脳梗塞などの後遺症で現れる痺れですが、改善は見られるものの完治を期待するのは難しいと思われます。当院で初期の2年少し

の間に来院した脳卒中後遺症の患者さんは16名（870例中）でした。

　内訳は、大脳出血、脳幹出血、大脳梗塞、小脳梗塞、くも膜下出血後脳梗塞、脳塞栓による脳梗塞などでした。

　症状は、運動麻痺、痺れ、失語症、構音障害、尿便失禁、症候性テンカン、強制失泣現象（勝手に泣き出す）などで、多彩な症状を呈していました。

　それぞれが程度の差はあっても大部分の人に改善が見られております。

＊2　痺れの経過

　これらのうち、痺れを訴えた患者は16名中4名しかいませんでした。そのうちの3例は、口や顔の痺れなどの複雑な障害で、短期的には効果を幾分感じることはできたものの、効果判定を下すには長期的なフォローが必要と思いました。

　他には、脳出血後遺症による半身痺れの中年男性に対して、チクチク療法を約4か月間続けたところ、初回施術で手足指の痺れがましになり、手の握りまでよくなりました。

　構音障害も改善されて施術後スラスラとしゃべれるようになり、その後も順調に経過していきました。その他の個別症状の経過は、第Ⅱ章103ページの［②脳卒中後遺症例のチクチク治療について］をご覧ください。

治療ポイント：百会・脳パート。半身痺れの場合、
・上肢痺れ：首・肩パート、正中神経・尺骨神経・橈骨神経・内側前腕皮神経・筋皮神経・橈骨神経手首ポイント、各指の神経走行。
・下肢痺れ：腰・仙骨パート、脛骨神経パート、総腓骨神経・浅腓骨神経・深腓骨神経・伏在神経・後脛骨神経・芝山・足底神経ポイント、各趾の神経走行。

⑨ 脳腫瘍術後の痺れ例

　脳腫瘍の施術経験は若い男性1例しかありません。それも手術後の痺れに対してです。この人の場合、上下肢の痺れのうち手の痺れについては3か月目に5本指の痺れがなくなっていると報告を受けました。同時に生じた上下肢の運動障害についても、前より歩きやすくなった、手も使えるようになったとの報告を受けました。

　回復の早さは年齢にも関係していると思われます。このように、脳血管障害でも脳腫瘍でも後遺症は似たような経過で改善していくのが観察できました。

　しかし、今のところ、脳腫瘍患者を手術する前に施術する機会はないと思いますが、後遺症で苦しむ人のお役に立てれば幸いと考えています。

　投薬も手術もしないで自然治癒力だけで回復を期待する治療法です。脳腫瘍でも人は自然治癒力を持っているはずです。試してみる価値はあるでしょう。

　これは何も脳腫瘍だけに限定した話ではなく、全ての難病・難治性の病気に対してもいえることだと思っています。

治療ポイント：百会・脳パート。半身痺れの場合は下記の通り。

・上肢痺れ：首・肩パート、正中神経・尺骨神経・橈骨神経・内側前腕皮神経・筋皮神経・橈骨神経手首ポイント、各指の神経走行。
・下肢痺れ：腰・仙骨パート、脛骨神経パート、総腓骨神経・浅腓骨神経・深腓骨神経・伏在神経・後脛骨神経・芝山・足底神経ポイント、各趾の神経走行。

⑩ ギランバレー症候群の痺れ

＊ ギランバレー症候群のチクチク治療2例

　両側の四肢筋肉を動かす運動神経麻痺や、両手足の痺れを伴う脊髄性多発性神経炎を呈する病気です。重症の場合、脳神経も侵します。

私が経験した症例は後遺症を残した人たちです。
第1例目：
　この年輩男性は14年前の発症で、後遺症として両膝から下の痺れを残していました。チクチク療法を8か月半治療（計22回）した結果、下腿の下半分まで痺れが取れて脚の挙上がかなり力強くなってきました。このように筋力がついたのでベッドから起き上がれるようになり元気になりました。

第2例目：
　来院する2年前に発症し、1年8か月の間に計36回治療した高年男性です。その結果、両膝から下の痺れと足裏の歩く痛みがなくなってきました。
　痺れは足首から足趾に限局してきており、最近では、足裏の痺れがくすぐったくなってきたと変化が認められます。これは治る前兆ですねと、お話ししました。
　足の痺れの改善過程で、くすぐったくなる現象を何名もの患者で経験していますので、もう一息のところまで来ているようです。
治療ポイント：腰・仙骨パート、脛骨神経パート、総腓骨神経・浅腓骨神経・深腓骨神経・伏在神経・後脛骨神経・芝山・足底神経ポイント、各趾の神経走行。

⑪　薬剤中毒性ニューロパシー、多発性神経炎例

　この中毒性ニューロパシーというのは主に抗ガン剤などの副作用で現れる後遺症で、痺れはもっとも多く見られる症状です。具体例を紹介します。
症例、初診から2年間の経過：
　60代の男性です。来院する8年前、膀胱癌の手術を受けました。その後8年間抗ガン剤（代謝拮抗剤UFT）を飲み続けて最後の2年間に、両腕・両脚に痺れ（多発性神経炎）を後遺症として残しました。受診と同時にUFTを

やめました。

初診から6年間経過していますが途中1年5か月の中断がありました。

さて、症状の推移ですが、初診から1か月で手足の痺れが少しは楽になり、汗もかけるようになり、2か月で抜け毛が減って、足裏の痺れが和らぎ、正座が30分以上可能となりました。5か月後には手、下腿、大腿などの痺れが半減しました。

11か月後、両前腕は9割、両手3割、足裏4割まで改善したと報告してくれました。足湯がよかったといい、耳鳴りも改善したため一旦治療を中断しました。

再開後の経過：

その後、今から約4年前に左肺ガン手術を受けたあとに抗ガン剤の点滴を受け、痺れが手指3本から5本に広がってしまいました。しかし、抗ガン剤の内服はしなかったせいかそれ以上の訴えはありませんでした。

最近の2年間で、痺れが改善し続け、左手親指以外の4本の指先、右手の全ての指先、両足先の表裏に限局する痺れが残存している程度で、もう一息のところまで改善してきています。そのため、巻き爪の痛みを感じたので外科で切ってもらいました。

このように、長い月日のなかで治らないと諦めていた痺れでも治せる希望があるということを、この人から教えてもらいました。ちなみに、この人への投薬は一切ありません。

治療ポイント：百会・脳パート
- 上肢の痺れ：首・肩パート、正中神経・尺骨神経・橈骨神経・内側前腕皮神経・筋皮神経・橈骨神経手首ポイント、各指の神経走行。
- 下肢の痺れ：腰・仙骨パート、脛骨神経パート、総腓骨神経・浅腓骨神経・深腓骨神経・伏在神経・後脛骨神経・芝山・足底神経ポイント、各趾の神経走行。

5　腰痛症

　腰痛症はいわゆる腰とお尻の部分を含む症状として説明します。この10年で最も多く治療した症状は肩こりと腰痛とひざ痛です。

　その腰痛の原因疾患を列記してみますと、筋々膜性腰痛症（最も多い）、梨状筋症候群（400例以上）、脊柱管狭窄症（300例以上）、椎間板ヘルニヤ、脊椎骨粗鬆症、辷り症、大腿骨頚部骨折後、棘突起痛、仙腸関節炎、椎間関節滑液包炎（手術後）、股関節に関連する腰痛などがあり、当クリニックに訪れた患者さんの相当数を占めていると思います。

　チクチク療法を開始するまでは、腰痛治療はトリガーポイント注射という麻酔剤注入治療をしていました。

　しかし、チクチク療法で改善が見られることが判明してからは、ブロック注射や痛み止め、シップ剤使用による治療はしておりません。

　主な治療ポイントですが、必須治療部位は脊椎（鍼治療でいう督脈）、肋骨と腰骨の間（仙棘筋外縁）、腰骨（腸骨稜）より下の領域（上殿皮神経）、最後は仙骨外縁です（中殿皮神経領域）。

　梨状筋症候群だけは梨状筋（臀部の最深部にある）を仮想して、その上の皮膚領域をチクチク刺激することが重要です。

　仙腸関節炎はそれほど多くはありませんが、仙腸関節の領域をチクチク刺激しただけで改善するのを確かめられます。

　腰痛の場合、腰臀部全ての筋肉・神経に影響が及んでいると想定していますので、これら末梢神経の分布する領域に治療をしますが、治療パートは腰部と仙骨部だけという単純なものです。

　ここでは梨状筋症候群を紹介し、脊柱間狭窄症は第Ⅱ章（67ページ）で述べます。

治療ポイント：筋・筋膜症性腰痛症治療は腰・仙骨パート、胸腰筋膜ポイント。

6　梨状筋症候群

　梨状筋はお尻の奥にある筋肉で、坐骨神経はその真下にあるため坐骨神経痛や下肢の痺れの原因になります。また、大腿骨の大転子（大腿骨上端の出っ張り部）に付着するため、股関節症状を伴うことがあって胡坐をかく動作がしにくくなります。これらを総称して梨状筋症候群と呼ばれています。

　私は今までに400例以上を治療しましたが、掃除機や草引きなどの前屈みが原因ということがわかり、それを、北米東洋医学誌（NAJOM Vol.17,No.50,2010）という雑誌に投稿しました。その論文から引用して紹介します。

＊1　左右差

　通常、腰痛は片側性ですが、梨状筋症候群は意外なことに初期の41例中30例（74%）、その後の100例中46例（46%）が両側に存在しました。

　この初期とその後の比率の差は地域の職業と関連しています。つまり、悪化要因の一つに農作業が考えられ、まさに初期の例はその地域だったのです。

＊2　症状の多彩さ

　症状に関してはまさに多彩であり、腰、大腿、膝、足にまたがり、そのため検査は症状の出ている部位に終始しており、正しい診断ができていないことがこの疾患の難しさを現しています。その証拠に今までこの病名を知っていた患者はわずか2名で、それも適切な治療を受けていませんでした。

　まさに長年にわたり悩み苦しみ続ける病気であることが判明しました。

＊3　引き金

　これはある動作が悪化の引き金になっていました。それは前屈み動作です。

主に掃除、草引き、ストレッチなど臀部を突き出す動作です。

また、お尻を丸めて寝そべる格好、イスと臀部に挟まれる硬いイスなども要因です。硬い椅子で悪化するのは脊柱管狭窄症でも同じです。しかし本症はソファに座るのを嫌います。

ある男性患者は立ち仕事で前屈みの作業が原因でした。そこで、立ち仕事を禁止して背の高い椅子に座る作業を指導したところ、1か月間に10回の施術で階段の昇降の際の引っ張りが消え、腰、大腿、下腿の神経痛症状が改善していきました。

治療ポイント：この疾患は多彩な症状を呈するため、症状に応じた臨機応変な治療ポイントを選択する必要があります。従って、仰向け、うつ伏せの姿勢でチクチク刺激する必要が生じますので、ベッド上での治療となります。

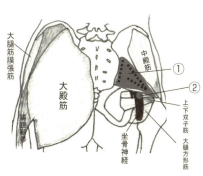

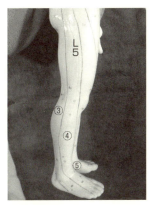

●ここがポイント！
施術は図の①、②、③、④、⑤、⑥、⑦、⑧点が主な治療ポイントになる（症状に応じて選択）。

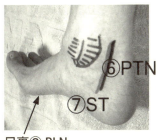

① 梨状筋
② ScN-P
　（坐骨神経ポイント）
③ CPN
④ SPN
⑤ DPN
⑥ PTN
⑦ ST
⑧ PLN

梨状筋パート=Pi-P（Piriformis part）

- 基本的な治療ポイント：腰・仙骨パート、胸腰筋膜ポイント、中殿皮神経ポイント、梨状筋パート（前ページ図参照）、坐骨神経ポイント。
- 下腿に症状がある場合：総腓骨神経・浅腓骨神経・深腓骨神経・後脛骨神経・芝山・足底神経ポイント。
- 大腿裏に症状を訴える場合：坐骨神経より脛骨神経に至る走行部位。
- 股関節炎の症状がある場合：このときはパトリックテスト（仰向けで胡坐をかく姿勢の可否を片足で行う。不可のときは股関節病変ありとする）やバイバイ体操（仰向けで片足を内・外・内・外と回旋させ、ぎこちないときやできないときは股関節が悪い。『自分でできるチクチク療法』の運動療法参照）で確認します。このテストが陽性のときには股関節パートの痛圧刺激を追加します。

＊4　症状の改善の変化

　治療を進めるうちに坐骨神経痛が改善治癒していくのですが、下肢の痺れを伴う場合があります。痺れの表現には、ぴりぴりする、蟻が這う感じ、だるい、ぞくぞくする、だる痛い、下腿が攣る感じなどという多彩な訴えがありました。

　改善までの期間ですが、経験上では4、5か月でよくなる人が多い印象ですが、痺れを併発した例では長期戦の治療となります。

　治療が長引く原因は、かがむ仕事やお尻を突き出す姿勢の日常生活習慣動作が絡んでいます。

＊5　梨状筋症候群の難治例

　今までに梨状筋症候群で、何例もの寝たきり、またはそれに近い症例を診てきました。そして、厄介な事にこの病名を知っていた患者さんは2名のみと書きましたが、その2名も適切な治療を受けていません。

　それほど医療機関での認知度が低い病気です。脊柱間狭窄

症、椎間板ヘルニヤ、仙腸関節炎などという診断名をつけられていました。

そのほか、私が調べた100例中の21例は股関節炎を伴っていました。そのため、変形性股関節症、先天性股関節脱臼などの病名で、手術を受けたり内視鏡検査を受けたりしていました。

それに、この病気のウイークポイントは診断されても今まで適切な治療法がなかったことです。その点、チクチク療法は全く危険性がなく、確実に回数比例的に治していけます。それで多くの患者を治療することができたのです。

今まで、治しにくかった人の共通の動作は、畑仕事、掃除好き、自転車を足代わりに使っている、長時間の車の運転をする、座り仕事（お茶、お花、書道など）、美容院の仕事、店番、足を組んで座る癖などです。

簡単にいいますと、お尻の筋肉を動かしていない、つまり運動不足が根底にあるということです。これは廃用性萎縮または廃用性機能障害という病態で、使わない筋肉は衰えて用を成さなくなるという事態に陥っているのです。

そのうえ、お尻を後に突き出す（丸める）姿勢がさらに症状を悪化させているということに気づいていません。しかし、無理もありません。ありふれた日常の生活動作ですから。

特に自転車を足代わりに使っている人は要注意です。症状が進めば横臥することが嫌い、足の爪を切れない、洗髪・洗顔もしづらいという事態も起こります。そして、究極的に寝たきりになった人では、数分も座れないほどで、すぐ横になりたがります。用便はベッド脇でする、這って歩くなどの重症者も実際にいました。

対策はかかと回し、バイバイ体操、足踏みなどが役立ちます。前巻『自分でできるチクチク療法』（三和書籍刊）で解説しています。

＊6　梨状筋症候群、間欠性跛行例

60代女性です。主に左腰痛、左臀部痛、左大腿外側から後部の痛み、左下腿外側の痛み、杖歩行の状態で来院しました。この1か月で急に悪くなり、

2、3歩しか歩けないという状況でした。

8年間、祖母の介護で腰を痛めて7か月前に整形外科を受診し、ブロック注射によって1か月ほどで治りましたが、今回は、来院する前の1か月間で5～6回のブロック注射を受けましたが治らず来院しました。

坐骨神経痛があり椎間板ヘルニヤか梨状筋症候群か迷いましたが、前かがみでしんどくなり掃除機が使えないということで梨状筋症候群を疑いました。

初診翌日の2回目の来院で、えぐられるような痛みがなくなり歩いても楽になりました。その後の経過は、4日後4～5メートル、7日後は杖なしで10メートル、10日後約20メートル、14日後には一気に500～600メートル歩けました。結局10か月間通院して再発はなく元の元気な体に戻りました。

＊7　梨状筋症候群、下肢痺れと間欠性跛行例

この70代男性は、10年来、脊柱間狭窄症とか腰椎すべり症とか診断され、さまざまな症状で苦しみ、そして、知り合いに紹介されて当院を受診しました。

2015年2月時点で3年4か月間、チクチク療法を受け続けています。

その結果、治療を開始した頃は、100メートルで一休みしていた歩行が、わずか1か月間5回の施術で1.5キロメートルも歩けました。

また、受診する前の1～2年は立ち仕事ができなかったのが、チクチク治療開始7か月後には立ってコンサートの指揮もできるようになりました。肝心の痺れは両下腿にありましたが、半年ほどでかなりよくなり、1年経つと足裏の痺れを残しほとんどなくなりました。

2年経った頃には3キロメートルを歩き、また2時間も立って指揮ができました。足裏の痺れも感じなくなりました。

この人の歩行障害はお尻の筋肉の萎縮が原因でした。梨状筋をはじめ大殿筋などが極端に痩せてしまい、これが立ち居振る舞いに支障をきたしていたのです。

これには時間をかけて「かかと回しとバイバイ体操、その場足踏み」（『自

分でできるチクチク療法』参照)を実行するしかありません。そうして2年半経って、お尻の筋肉が復活をして、歩行や立ち仕事が可能になったのです。そして海外旅行にも行けました。

> ### 「歩ける喜び」
>
> 梨状筋症候群症例：I・Sさん（80歳、男性指揮者）
>
> 定年の60歳までは走ったり、飛んだりしたが少しも腰は痛くありませんでした。
> 73歳頃から少し腰が痛くなり、それがだんだんひどくなってきました。100メートル歩く間、2、3度しゃがんで休まねば歩けなくなってきました。整形外科でレントゲンやMRIで検査の結果「脊柱間狭窄症」と診断され、ブロック注射や薬などで治療を続けましたが、なかなかよくなりませんでした。
> そんなとき、知り合いの方が、私と同じような症状でしたが「ナガタクリニックで治していただいた」と教えてくれ、早速紹介していただきお伺いしました。
> 問診のあと、腰、大腿、足などにピンセット様の大きさの"針"（注：ナガタ式器具）を刺され、「チクッ」と痛みがする程度で、痛くても少し気持ちのよいような感じでした。"スクワット、トントン体操"などを指導され、「病気は自分で治す」というお言葉を頂戴しました。
> 週1回の治療と自宅でのトントン体操を毎日2回続けて1か月、2か月が経つうちに少しずつ歩けるようになり、距離も５００メートル、1キロと延びてきました。
> 今は毎日1時間程度歩いています。昨年（２０１３年）末は東京に住んでいる娘が、伊勢神宮参拝に招待してくれ、妻、孫たちと共に、外宮2時間、内宮2時間を休まずに歩き参拝することができました。また、合唱指導をして54年になりますが、5年ほど前の演奏会は、椅子に座っての指導でしたが、2年前からは立って指導できるようになり（注：治療開始7か月後）、細かな指示や大きな動作での表現もできるので「ヴェルディ」などの大曲も演奏会の曲目に取り上げることができるようになりました。「ナガタクリニック」の長田先生にお会いすることができなかったら、今頃はどうなっていたかと思うと、心から感謝し万謝してやまない次第です。

7 ヘルペス後神経痛

＊1　ヘルペス後神経痛のチクチク治療3例

帯状疱疹は現在ではよい薬ができて、症状を短期間で治すことが可能となっています。しかし、治ったあとに残る神経痛にはペインクリニックを受けても、内服薬を使っても、治りにくい状態が続き患者さんを悩ませてきました。

そのため、全国を行脚する患者さんがいると聞きます。私もそのような患者さんを経験しています。ある年数を経過した場合は、難治性の神経痛を残す印象です。

しかし、このチクチク療法は発病早期に治療すれば、完治させることができました。その治った例を紹介しましょう。

第1例目：

高年女性で、右わき腹（腰のデルマトームL2/3/4/5）の帯状ヘルペスで来院しました。その前に他医院で点滴注射を受けていました。

病変部のピリピリする痛みを何とかしてほしいということでチクチク治療を開始しました。チクチク治療開始7日後の3回目にだいぶましになったと報告を受けました。25日後の8回目には9割方痛みが取れました。この治療直後、痛みは完全に消失し痒みを残しました。そのあと8か月間、症状が全くなくなりました。

第2例目：

高年女性で、来院2日前から左の腰痛が始まり水泡が出てきました。部位は左大腿（腰のデルマトームL1/2/3）と臀部（仙骨のデルマトームS1/2/3）の帯状ヘルペスでした。

初診時に抗ウイルス剤を投与。3日後の来院では、痛みがかなり治まってきたとのことなのでチクチク治療は行いませんでした。

ところが服薬終了後の初診7日後に、ピリピリする神経痛が出てきたため再受診し、チクチク治療を開始しました。翌日の2回目には少し軽快しています。10日後の3回目には8割方痛みは和らぎました。その後順調に回復し、24日後の6回目には9割方治ったとの報告を受け、治療を中止しました。

第3例目：
　50代女性。膠原病で入院治療中に右手から前腕・肘（頚髄のデルマトームC6）にかけての帯状ヘルペスが出現しました。その後に残った神経痛の治療のため、3か月後に来院しました。
　まず初診時の痛みが、1回のチクチク治療で1週間後には半減しました。1か月後に7割減、2か月後に8割減となりました。その後1年近く施術を繰り返し、9割方治っていきました。

＊2　改善スピードの差
　最後の3例目と先の2例との違いは、施術を早期に受けることができたか否かの違いのように思われます。
　その後、70代男性で、症例3の女性と同じ部位（頚髄デルマトームC6）にできた帯状ヘルペスを、発疹ができた当日にチクチク療法したところ、2回で痛みは完治しました。
　早期の鍼治療は効果が高いといわれていますが、チクチク治療でも早期発見・早期治療は効果的だと思います。
治療ポイント：ヘルペス出現部位のデルマトーム高位を推定して、その部位の脊椎ゼロポイント（督脈）をチクチク刺激し、その罹患部位を中心とするデルマトーム支配領域をチクチク治療します。

8 五十肩

＊1　どこを治療するか

　肩関節を取り巻く部位（上腕二頭筋腱や三角筋滑液包、それに腋窩神経）に治療ポイントを設けており、それを肩関節パートと呼んでいます。

　この治療パートは、五十肩以外に、関節リウマチ、肩・鎖骨に関わる疾患、胸郭出口症候群や外傷性腋窩神経障害などに用いてきました。

＊2　症状と原因

　五十肩は初期の約2年間で60例以上チクチク治療しました。多くは数か月以内によくなっていきます。

　症状は帯結びや髪梳きがしにくいのが典型例ですが、軽い人では肩関節が痛いという初期症状で来る人もいます。原因は患者自身もわからないという人が大半を占めます。私も昔、五十肩を経験しましたが、治るまで1年以上かかりました。発病原因は、急激に腕の上げ下げをすることで生じることがわかりました。

　例えば、シャッターの上げ下げ、後部座席から急にカバンを引っ張り寄せた、重いダンベルを急激に持ち上げたなど、上腕二頭筋を急激に収縮させたときに生じることが多いようです。具体的症例は次のとおりです。

＊3　五十肩のチクチク治療2例

第1例目：

　五十肩症状が激烈で、驚かされた患者さんがいました。

　中年男性で、右肩が全く動かないという症状で来院しました。数日前から激痛のため右腕が全く動かせないため、救急で病院に直行しています。薬と湿布を処方されましたが、痛くて眠れないとのことでした。

初診時の診察では右腕がだらんと下がった状態で、髪結い、帯結び、腕の外転などが全くできませんでした。チクチク治療2日後より急速に改善し、10日後には服の着脱が可能となり、左手で食べていたのが右手で食べられるようになりました。全く痛みが取れたのが2週間後でした。3週間で治癒卒業となりました。この人は特に早く治った例だと思います。

第2例目：
　両肩関節周囲炎を患っていた80代女性です。肩が痛い、挙げにくいという訴えで来院しました。この人は1年前から症状が起こり始め、特に来院時は帯結びや髪結いがしにくい、腕が上げにくい、伸ばしにくいなどの症状が見られました。
　来院の3か月前には脊椎の手術を受け整形外科に通院していました。
　チクチク治療後3週間目の7回目のとき、帯結びと髪結い動作が可能となりました。症状が改善したため1週間に2回の来院を1回に減らしましたが、その後も順調に経過しました。
治療ポイント：肩パート、肩関節パート。自己チク療法後はドライヤーで温め、最期は貼るカイロ（蒸気温熱シート）で保温しておきます。

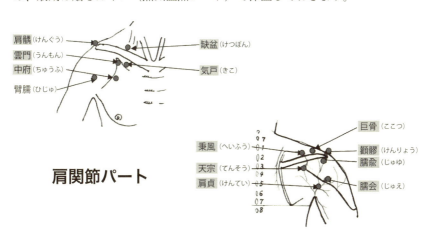

肩関節パート

9 膝周辺の痛み

① どのような病気があるか

　膝関節周辺の痛みはこの10年間で500例以上を経験しました。これは全症例中の約10%を占めています。これも患者さんにとっては辛い痛みです。

　最も多い膝関節炎の症例は、変形性も含めると多数に上ります。症状は、立つ、踏み出しの一歩が痛い、歩行時に痛む、階段昇降時の痛みなどです。そのため日常生活に支障をきたしています。

　この場合の治療は、膝の前面、側面、上下面を利用する膝パートという治療ポイントです。

　ところがそれ以外に、伏在神経とか総腓骨神経という膝を取り巻く神経にも症状が現れて、膝関節炎と間違われて治療を受けている人がいることがわかりました。

　これについては、この項の最後に解説いたします。このように膝の痛みは複数の病気が重なって起こるという意味で、膝周辺の痛みとしました。

＊１　両膝の痛み、変形性膝関節症術後例

　70代女性。両膝が痛いという訴えです。片方は大阪府の大学病院整形外科で手術を受けましたが術後も歩行時痛あり、もう片方も手術を考慮していました。しかし、手術後も鎮痛剤、湿布剤の投与を受けていましたが、効果はありませんでした。症状は深刻で、起立困難、階段では昇降時に手すりが必要な状態であり、坂道は後ろ歩き歩行をしていました。こういった状態で来院しました。

　チクチク治療開始後は、ほぼ順調に回復していき、4か月後には手術を考慮していたもう片方の膝痛は消失しました。また10か月後には階段昇降時

の手すりが不要となりました。その後も回復が進み、長野県のお寺詣りには先頭を切って歩けたとの報告を受けました。10年たった現在でもゲートボールや駅階段も平気で歩けています。

治療ポイント：膝パート、腰・仙骨パート、伏在神経ポイント。

＊2　膝関節水腫のチクチク治療2例

　典型的な2症例を報告します。共に膝痛は持病で、膝関節腫脹による痛みで来院しました。

第1例目：

　この人は整形外科を受診し、3か月間ブロック注射を受け続けていましたが思わしくなく、やめています。来院時は左膝に水が溜まっています。そのため、立つときに痛い、第一歩が痛い、歩行中も痛いという症状が認められました。湿布を貼っていましたので、やめてもらいました。

　チクチク治療2日後、左水腫は既に引き始め、受診6日後には約8～9割の腫れの縮小を認めました。10日後、腫れは引き、合計10回のチクチク治療で卒業となりました。

第2例目：

　もう1人は初発が2年前で、水が溜まり5回も水抜きをしました。

　そして、来院する1か月前から5回水抜きをしましたが、立つときの痛みを何とかしてほしいといって来院しました。

　診察では左膝水腫がありました。チクチク治療後、帰りに私の教える簡単な運動療法を指示しました。6日後来院したときは、膝の腫れは消失し、痛みもないときがあるまでに改善していました。

　第1例目も第2例目も、様子を見てから行ってくださいといっておいたゴルフに出かけましたが、悪化はありませんでした。第2例目の回復の早さは第1例目と異なり、痛み止めや湿布を使っていなかったことが関係している

と思っています。もちろん、疾患の重症度や水腫の程度によっても異なりますが、痛み止めが回復を遅らせることは福田−安保理論も指摘しています。
治療ポイント：膝パート、腰・仙骨パート、伏在神経ポイント。五十肩と同じく自己チク療法後はドライヤー・貼るカイロ処理をします。

＊3　膝関節外傷手術後、後遺症例

　50代男性で両側の膝関節痛の訴えです。20年ほど前の交通事故で左の靭帯損傷で手術を受けました。その後、右側も手術し両側の半月板はないということです。

　初診時、少し足を引きずって歩いていました。立つ、踏み出し、歩行中の痛みがあります。チクチク療法に加え、簡単な運動療法やシャワー療法を教えたところ、4回目の来院（10日後）時には右は8割方改善していましたが、左はあまり変わりませんでした。5回目から8回目の来院までで右は痛みゼロとなり、左は横ばいを続けています。

　この男性は脚立に上る仕事で、それによって膝が悪化することを自覚しています。仕事と加齢の関係から、これ以上の改善を期待するには筋力の鍛錬と仕事の軽減しか方法はないということを理解しています。

　しかし、痛いからという理由では仕事をやめられない人は数多くいます。そういった場合、悪化する前にチクチク治療を受け続けることが肝要かと思います。それでも、この人は脚立に上れるようになっただけでも喜んでいます。今では、自己チク療法という家庭療法がありますが、当時はまだ確立していませんでした。

　これからは、この自己チク療法で切り抜けていけると期待しています。自己チク療法は前巻『自分でできるチクチク療法』で紹介しています。
治療ポイント：膝パート、腰・仙骨パート、伏在神経ポイント。

＊4　膝外側の関節痛例

2年の経過を持つ60代後半の男性でテニスプレーヤーです。

膝の外側と立つときの痛みが2年続いていました。プレー中はサポーター装着。整形外科的には変形所見はありませんが、階段を上りにくく感じ、受診する3日前には20分も歩くと痛みを覚えました。

膝の外側の関節の隙間にチクチク治療を施し、その2週間後、痛みが緩和され、3週間後の予約日前日、テニスをしても痛くなかったとの報告がありました。1か月半後、テニスができるようになったため卒業となりました。

この人の場合は加齢による筋力の衰えが、テニスの過負荷と相まって発病したと推察し、筋力回復が一番の薬ですよ、と説明しました。

治療ポイント：膝パート、腰・仙骨パート、伏在神経ポイント。

②　変形性膝関節症と間違われる疾患

膝関節症の痛みと間違われやすい疾患に、膝裏の痛みを訴える総腓骨神経炎があります。痛みのために、しゃがめないなどの症状を訴えます。また膝関節症とよく似た症状を呈する伏在神経ニューロパシーという疾患もあります。

＊1　腓骨神経炎、膝裏の痛み例

高齢女性で、右の膝裏は数年前から、左は半年以上前から痛みがあり、座れないという訴えで来院しました。しかし、膝関節の症状である立つときの痛みや第一歩の踏み出しの痛さはありませんでした。それでも少し立ちにくい症状が出てきたので来院しました。

診察では左右大腿裏側に圧痛が認められましたので、それらを含めてチクチク治療を行いました。3回目の来院で座ることがよくなり、4回目、5回目の来院で、膝裏の圧痛は左が消失し、わずかに右に残る程度に改善しました。

しかし、正座はまだできません。そのためには、座るための筋力を鍛える

しかなく、正座練習を短時間から開始する必要があります。
治療ポイント：総腓骨神経ポイント、脛骨神経パート。

＊2　伏在神経ニューロパシーとは

　この疾患の説明は私が北米東洋医学誌（NAJOM）に投稿した中から転載します（NAJOM、Vol.18、No52,2011）。この疾患は絞扼性神経障害で、変形性膝関節症とか膝関節炎と誤診断されている場合が非常に多くあります。これは、膝の内側面を上下に走る伏在神経が絞扼されて起こる病気です。

　これもチクチク治療が非常に役立つ病気です。その治療部位は、膝の内側の伏在神経が通る筋肉の間の隙間（前内側大腿筋間中隔にある。ツボ名は陰包穴）で絞扼されます。

　この疾患は一見して非常に膝関節炎と似ていますが、異なる点は伏在神経走行部位に圧痛が見られることです。膝関節炎と合併しているケースもあります。

　この疾患の場合、内側大腿筋間中隔へのチクチク刺激で、その場で改善を確かめることができます。では症例を見ていきましょう。

＊3　伏在神経ニューロパシーのチクチク治療2例

第1例目：

　発病して7年の70代女性です。その間、ブロック注射を受けたり、鍼治療を3年間も受けていました。

　初診時、左伏在神経走行に圧痛を認め、左膝に痛みがありました。立ったときと歩行中に痛みがあり、階段の上りは交互にできましたが、下りは一歩一歩の歩行で手摺りが要りました。チクチク治療4日目、脚の腫れ感覚と疼きが消えてさっさっと踵から歩けました。しかも、クリニックまでの距離の1キロメートルを歩いて来院してきました。

第2例目：

　発病歴3年の70代女性です。身長に比し過体重（BMI25）で、両側の伏在神経走行部位に圧痛がありました。この女性は立つときと踏み出しに痛みはないものの、歩き続けると痛みが出るというものでした。

　階段の下りは一歩一歩で手摺りを使用。3年前に膝の手術を受けてから右側の痛みも生じてきたということでした。

　初回チクチク治療のあと、その場での足台昇降テストができました。1か月後にはさらに楽になり、3か月後の7回目で治療中止となりました。この人は、膝手術をしていたことで変形性膝関節症と誤診され続けていました。

治療ポイント：膝パート、腰・仙骨パート、伏在神経ポイント。自己チク療法後のドライヤー・貼るカイロを忘れずに。

10　痛みと痺れのまとめ

いろいろな代表的な疾患の解説をしてきました。これらの原因を分析すれば次のようになります。

①無理な長時間の労働をし続けた（畑仕事で腰を使い過ぎたなど）。
②一部の組織に負担をかけ続けた（テニス肘の原因は過度の練習による疲労。手首の腱鞘炎や手根管症候群、胸郭出口症候群なども使い過ぎ）。
③無理な姿勢から生じた（前屈み動作での梨状筋症候群、立ち仕事や介護仕事で脊柱へ負担をかけることによる脊柱疾患、五十肩での急な上げ下げなど）。
④怪我をきっかけに生じた痛みや痺れ（むち打ちや膝外傷後など）。
⑤加齢から来る組織の変形（頚椎症など）。
⑥感染や手術をきっかけに起きた後遺症（ヘルペス後神経痛や手術後の後遺症のRSDなど）。
⑦よいと思ってしていた運動が悪化の原因だった（脊柱管狭窄症での水泳や、洗濯物を干す時の反り返り動作、梨状筋症候群でのストレッチや自転車の運転など）。
⑧睡眠中の問題。1日で最も多い時間を費やすのは睡眠です。この睡眠中にいろいろなことが起きます。

例えば冷えです。夏は暑くクーラーを入れて寝ますが、これが体を冷やし、膝痛、腰痛の原因になります。

対策はソックスをはいて寝ることや足にタオルケットをかけることです。また、前巻『自分でできるチクチク療法』に書いたパジャマ療法もあります。椎間板ヘルニヤや脊柱管狭窄症などの脊柱疾患の場合は、仰向け姿勢をとり続けると翌朝悪化していることがあります。

このように書き並べましたが、もっと他にも原因があるかもしれません。

しかし、これらの症状が発現したとき、皆さんはどのような対応をとるでしょう。

　痛みは体がSOSを発していて"もっと血液を送ってくれ"と叫んでいるサインと述べました。従って、この場合になすべきことは、痛み止めや湿布を使うことではなく（冷やす治療ですので）、温めることに切り替えることです。

　具体的には、温熱シャワー、カイロ、ドライヤー（火傷しないようにしてください）などで患部を温めることです。つまり温熱療法を行うことです。

　また前巻で紹介した自己チク療法を試みるのもよいでしょう。手軽な爪揉みや指根っこ回しもいいでしょう。こうして、患部に副交感反応を導いてやり、血流改善にもって行くのです。なぜなら患部というものは血流がないと治らないのですから。

　このようにチクチク手技に加え、前巻に書いたような自己養生をしながら病気と向き合って対処していくのがチクチク療法なのです。

第Ⅱ章

難病・難治性疾患・生活習慣病の治療

1　神経・筋疾患

①　反射性交感神経性萎縮症（RSD=Reflex Sympathetic Dystrophy）例のチクチク治療

　左肩鎖関節脱臼手術後創部のRSDです。RSDについての詳細は176ページに書いています。その症状はどれほどの辛さか次の説明で理解できると思います。

　この男性は、ほかの人から、知らずにポンとRSDのある肩を叩かれるだけで、うずくまってしまうほどの辛さでした。そのため、恐怖で道を歩けなくなり、そういう病気は一生治らないものと諦めていました。絶望し度重なる自殺願望が頭をよぎり、そこから逃れるためアルコール依存症に陥ってしまいました。体験談（178ページ参照）をお読みになれば、その辛さ・苦しさが理解できると思われます。

　そして、その治療として、麻酔科で頚部の神経ブロックを5、6回も受けましたが、術後に生じる腕と顔への麻酔の変化が怖くなって中断しています。

　そして、チクチク療法をする機会が訪れました。治療は、週に2回ずつ行い病変部位は次第に小さくなっていきました。しかし、それは順調に進んだわけでもありませんでした。　その理由は、通常量に換算して22錠もの抗精神薬を飲んでいましたので、これらの薬の影響もあったのです。つまり、薬が切れてくるときに起こるリバウンドとの闘いでした。これは、いわゆる元に戻ろうとする好転反応ですから辛いものです。しかし、それを自分の意志で乗り越え克服し、完全治癒したのです（チクチク治療約4か月間、次ページ写真）。

　この疾患は文字通り「交感神経性」なので、その反対の「副交感反応」を導けば治せるだろうと治療前に推理しました。そういった意味で、チクチク療法が有効だったのは想定どおりだと思っています。

第Ⅱ章　難病・難治性疾患・生活習慣病の治療

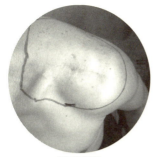
初回施術時

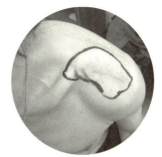
49日後

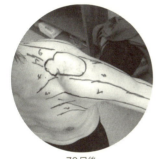
70日後

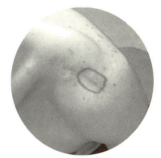
105日後（この4日後にRSDは消えました）

RSD 39歳男性　週2回施術

治療ポイント：肩パート、罹患部位であるRSDを取り囲むように周囲をチクチク刺激します。この人のように精神的な病気からアルコール依存症になった場合、脳にも交感神経の害が存在しますので、自律神経を整えるのも含めて百会・脳パートに加え、眼・鼻・口腔パートも追加刺激します。

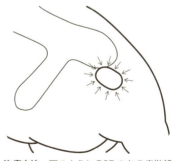

治療方法：図のようにRSDのある病巣部に向かって放射状にチクチク刺激を加えていく。その前にRSDの存在する部位をマーカーで確かめ、印をつけ、範囲を特定しておく必要がある。

② 筋萎縮性疾患のチクチク治療

　今までに筋萎縮をきたした症例をチクチク治療する機会は少なからずありました。難病の代表は筋萎縮性側索硬化症で3例あります。

　筋萎縮性側索硬化症と間違ったほどの上肢・肩周辺の萎縮をきたした男性は、1年を経て8割方萎縮が改善してきました。

　次に、よく診たのは尺骨神経麻痺、正中神経麻痺、総腓骨神経麻痺などで、それぞれ何例かチクチク治療をする機会がありました。
総じて、筋力の回復は早期に見られますが、筋萎縮は簡単には回復しませんでした。下記に述べるケースは早期に回復した例です。

　長期にわたって筋萎縮した変性病変は回復が困難です。病理学的に非可逆性変化をきたしているからです。しかし、早期例で変性が進んでいなければ十分回復する可能性はあるというのが、今までの印象です。

＊1　前脛骨筋麻痺例

　この男性は、5メートルほど歩くと休憩するという間欠性跛行で来院しました。MRIでは第3と第4、第4と第5腰椎の2箇所で、前後から脊柱管が狭窄（ヘルニヤと靱帯の肥厚で）していたので坐骨神経痛があり、加えて大腿と第1足趾の裏に痺れがありました。つまり、腰部神経根への圧迫症状が

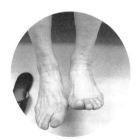

チクチク療法開始より約3か月後

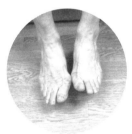

同7か月後

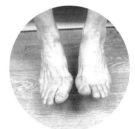

同8か月後

見られたのです。

　右下腿前脛骨筋の筋肉萎縮のため、足の親指を持ち上げることができない drop foot がありました。この症状はいつからとはなく昔からあり、この筋肉へ指圧を加えることが気持ちがよいといっていました。

　初回チクチク治療から順調に回復していき、足の第１趾を持ち上げることができるようになりました。その結果、8か月間で500mも歩けるようになり、下腿の筋肉も回復したのでゴルフにも行けるようになりました。

　しかし、痺れはまだ残っていました。長年、重い物を提げる仕事をしていたための腰への過負荷が原因と思われます（前ページ写真）。
治療ポイント：腰・仙骨パート、総腓骨神経・浅腓骨神経・深腓骨神経ポイント。

＊2　尺骨神経麻痺ほかの筋萎縮性疾患

　尺骨神経麻痺という小指の屈曲変形と、親指と人差し指の間の手の甲側の萎縮をきたした鷲爪手（しゅうそうしゅ）という変形をもった人の改善例があります（15ページ参照）。

　また首の前側面にある胸鎖乳突筋（首を回すと浮かび上がる筋肉、巻頭図解SCM-P参照）の萎縮があった人も、筋腹の出現を認めました。

　肩関節周り（上腕筋、三角筋、肩甲骨）の筋肉が片側性に萎縮し、上肢を挙げるのもやっとだった人が、１年以上経過して左右差のない状態に戻っています。

　これらの場合も、発病してからの時間が改善の要因になっています。すなわち、全ての症例がよくなるわけではありません。

　手根管症候群という親指側の手のふくらみ（母指球筋）が一部完全萎縮していた女性などは、数年以上の治療にもかかわらず回復していません。

　これは長い年月に生じた変形や拘縮は、元に戻らない病理学的非可逆性変化を起こしていて、治療の効果が及ばないということでしょう。
治療ポイント：各神経麻痺の項参照。

③ カテーテル検査後遺症例のチクチク治療、陰股部痺れ

　この男性は、私と出会う15年以上前に心臓カテーテル検査を受け、穿刺部位（大腿動脈）から血が噴出するというトラブルにあいました。

　そして、検査終了後に右大腿部から陰嚢に及ぶ広い範囲の皮下出血が生じ、その後、同部に痺れが残り、死にたいと思うほどの苦しみからアルコール依存症となりました。その痺れの治療のためにチクチク治療を受けたのです。

　そして驚くことに、初回チクチク治療直後、後遺症のあった睾丸を含む鼠径部の痺れが消失したのです。と同時に、両手の痺れも消えて、これらは2か月半後の退院まで再発しませんでした。そのうえ、夜間頻尿8回が最後には1回までとなり、3種類の睡眠薬をやめても10日間も眠れたり、また、つっかけが履けないほどのふらつき歩行もスッスと歩けるまでに回復しました。

　こうして15年以上に渡る苦しみが、たった1本のセッシで救われたのです。

治療ポイント：腰・仙骨パート、大腿神経ポイント、痺れが存在した領域を広範に痛圧刺激します。

④ 脳脊髄液減少症＆パニック障害合併例のチクチク治療

　本症は脳や脊髄の外側を循環している髄液が、脳や脊髄を保護している膜の外側に漏れ出して、髄液が減少し頭痛やめまい、耳鳴り、倦怠など多彩な症状を引き起こす疾患をいいます。難治性で全国でも数十万人いるとされます。

　この女性の主な訴えは、頭痛、頭のしめつけ、頭皮がピリピリ、後頭部が常に握られているなどという症状でした。

　ほかに、過呼吸のパニック症状や心の問題、月経困難症なども抱えていました。複数の医療機関でも原因不明といわれ、家人の勧めで来院しました。

チクチク治療は7日間のうち3回受けて、少しいいかなという手応えを感じていましたが、ブラッドパッチ手術（硬膜外自家血注入）を予定していたため、いったん治療を中断し3か月後に再来院してきました。
　ところが、手術後の症状は首に力が入らない、体全体がしんどい、頭のしめつけや耳の奥の痛みという状況に変わっていました。
　しかし、チクチク治療を進めていくにつれ、3か月以内に笑顔も見られ、体のだるさや締めつけはなくなりました。この頃より前向きな姿勢と感謝の気持ちが芽生えはじめ、9か月後には子供の行事や運動会にも参加できました。
　1年過ぎて、年末年始の行事をこなせたうえ、愚痴を全くいわなくなりました。その後、仕事にも復帰し、普通の生活を送れるようになり、初診から2年目で卒業となりました。
　この人の場合、ブラッドパッチはやはり有効だったと思います。それは、初期の頭痛、頭皮のピリピリ、後頭部の症状が消えていたからです。
　しかし、その後の症状の改善はチクチク治療が役立ったと考えています。
治療ポイント：頭の症状は百会・脳パート、自律神経症状は眼・鼻・口腔パート、耳の症状は耳パート、子宮筋腫は肝胃・腰・仙骨パート。

⑤　半側顔面痙攣と眼瞼痙攣の計10例分析。難治例が多い

　半側顔面痙攣は顔の半分が引きつる病気、眼瞼痙攣はまぶたが小刻みにピクピクと動くという違いがあります。
　10例に対しチクチク療法を施しましたが、結果はいろいろでした。ただ、チクチク治療した直後の改善は1、2分以内に見られることが多く、しかし、それでずっと効力が続くかというと、残念ながら無理でした。
　養生としては、真っ先に冷え対策です。マフラー、首タオル、ネックウォーマーなどの首の保温対策がよく、靴下、足湯等の脚の保温も大切です。ま

た、目に対する蒸しタオル使用なども簡単で気持ちのいい対処法です。

　痙攣を誘発する要因としては、就床の遅れ（夜12時以降になる）、熟眠できない、疲れ、緊張、冷え、寝不足などがありました。

　10例のうち2例は眼瞼痙攣で、ほかは全て半側顔面痙攣です。チクチク刺激で短時日でも改善の見られたのは7名で不変は3名でした。

自己チク療法例2例：

　2例の女性患者（60代と70代）に自己チク療法を教え、良好に推移しています。

　60代女性は初発から10年経過していました。チクチク治療3か月で目が開いている時間がかなりあり、総合評価で6割改善と述べていますが、忙しくて疲れると症状が出るそうです。それでも自己チクでコントロールできるようになったといって喜んでくれています。

　70代女性は罹病歴5年経過して来院しました。遠方よりの通院のため月1回の来院ですが、5回目までに困ったときに自己チク刺激をすると痙攣が減るとのことです。

治療ポイント：眼・鼻・口腔パート、最近では顔面神経走行にも痛圧刺激をしています。

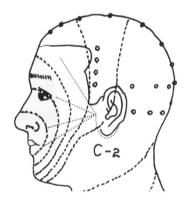

顔面神経走行を図の点線のようにイメージして自己チク療法をしてもらいます。

⑥ 認知症例のチクチク治療、アリセプト断薬

6年間アリセプトを飲み続けた高齢女性です。夫、子供のこともわからず夜間徘徊する、幻視、幻聴があるという訴えで来院しました。この人は、昔、現役中に人のお世話をする仕事に従事し、とても信頼されていたそうです。

チクチク療法開始1週間後、もの忘れは残っているものの、明るくなり、おかしなことをいわなくなったという劇的な変化が見られました。初診の日に、アリセプトと降圧剤もやめています。

この人の認知症はある喪失体験がもたらしたものと私は判断しました。その喪失とは生きがいであった仕事の喪失でした。診察ではそのことを中心に話し合いました。

2か月後には（6回目の診察）、別人のようによくなりましたが、まだ、迷子になったことも数回ありました。

そして、施設の中で昔のように人のお世話をし始めたところ、以前の自分を思い出し精神的な落ち着きを取り戻しました。それが改善に結びつき、初診から半年で元気になり卒業となりました。

ところで、認知症治療は、このチクチク療法の原点です。アルコール依存症から認知症になった人の治験がもとになりチクチク療法が世に出たのです（拙著『無血刺絡の臨床』三和書籍刊、190ページ）。この認知症の治験を認めてくださったのは大阪府和泉市・和気会新生会病院理事長の和気隆三先生です。先生のご厚意には今も感謝の念を抱いております。

治療ポイント：百会・脳パートのみ。

⑦ ベル麻痺、チクチク治療2例

まず、ベル麻痺とは末梢性顔面神経麻痺のことです。今まで、新旧あわせて10数例しか経験がありませんが、多くの人は改善していくようです。し

かし、さすがに罹患後の年数が経っている人は回復が遅く（病理学的非可逆性変化を起こしている場合は特に）、罹患してから浅い人ほど顔の歪みが是正されるのが早いようです。

その中でも急性発症して来院した人の完全回復までの日数を数えてみました。

第1例目：

この人は中年女性で右顔面神経完全麻痺でしたが、わずか2週間後に完全回復しました。VB12とバルトレックスを処方し、2回施術しただけで治癒しました。

第2例目：

この人は年輩女性でしたが、他の病気で通院中に左顔面神経麻痺を発症しました。バルトレックスを処方し1か月後（10回目施術）には9割がた回復。2か月後（13回目）には「アー」はほぼ回復。3か月後完治しました。

治療ポイント：眼・鼻・口腔パート、顔面神経走行部位（⑤半側顔面痙攣の図解参照）。

⑧　ベル麻痺後異常連合運動例

ベル麻痺は治ったものの異常連合運動という厄介な後遺症を残した人もいます。これは口の動きと連動して、口を開くと目が閉じるというものです。

この年輩女性は、足裏の痺れを訴えて来院した女性ですが、それ以外に、10年前に発症したベル麻痺の後遺症である、まぶたが落ちるという症状もありました。

そこで、チクチク療法を開始し、施術後1週間でまぶたの落ちる症状が楽になりはじめ、2週間後には「アー、イー」でほんの軽く開き、「ウー」では2/3ほど開く程度でした。そこで、目が閉じようとする前に、目を閉じさせないよう踏ん張り、もとに戻すという動作を教えました。

その結果、治療開始して2か月目（10回目受診）には「知らない人が見たら全く普通にみえる」といわれたそうです。そして、「アー、イー、ウー」テストで全くまぶたの変化が起こらなくなりました。1年5か月通院し、足裏のビリビリもなくなり卒業していきました。

治療ポイント：眼・鼻・口腔パート、顔面神経走行部位。

⑨ 本態性振戦例のチクチク治療

本症は振るえ以外には悪いところはありませんが、手や頭の振るえや、声の振るえもあります。緊張やストレスで特にひどくなります。2例の報告です。

第1例：

70代女性で服薬なし。1年位前に初発。細かい作業や緊張で振るえが起こる。チクチク治療1か月後、忘れていると出ない、半年後たまに出る、1年3か月後、元気になり振るえなし、と経過しました。2年後、通院すると元気になる。2年3か月後、振るえを忘れている、と完全ではないまでもよくはなっています。

第2例：

70代女性で服薬なし。左手全体とくちびるが振るえることもある。治療開始半年後から3年経過して、緊張したら振るえるが大体よくなっている。くちびるの振るえはなくなり、3年8か月後の診察時は振るえていませんでした。

治療ポイント：百会・脳パート、首・肩パート。

⑩ 三叉神経痛例のチクチク治療

　70代女性。来院する5か月程前より鼻の左横が痛くなってきました。歯科、耳鼻科、内科、脳外科を受診。諸検査は正常。洗顔時のみ痛くて、それも手でこするときに1回だけあるといいます。

　治療開始して13日後の2回目、痛みが和らいでおり、触るだけなら痛みはなく、3週間後の4回目には、しっかりこすると痛いが普通では痛くなくなりました。

　その後は、毎日ではなくたまにある程度で、9か月後、一回だけ飛び上がるほどの痛みがありました。それ以外は楽で痛みの範囲も縮小していました。

　1年後、痛みの範囲は鼻横で目尻と鼻翼の中間（鼻穿穴）あたりに限局性となり、最初の1/10ほどになりました。まだ外の風が冷たいときや寒いときはビリッときますが、3年間通院して、痛みの程度は7割方よくなりました。しかし、日によっては痛みが無い日もあります。

治療ポイント：眼・鼻・口腔パート。

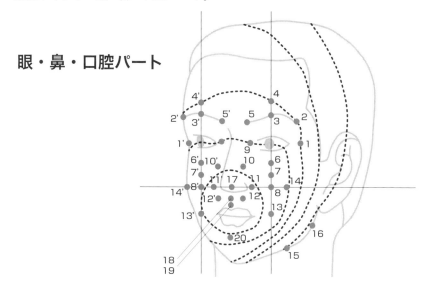

眼・鼻・口腔パート

2　皮膚科疾患

①　皮膚科疾患のチクチク治療について

　アトピー性皮膚炎、難治性湿疹、じんましん、掌蹠膿疱症、乾癬、ケロイド、外傷後の壊疽病変などの治療にあたってきました。
　湿疹については家庭療法での温熱シャワー療法（前巻『自分でできるチクチク療法』参照）で対処して良好な結果を得ています。また、家庭で行う自己チク療法も教えています。
　アトピー性皮膚炎はアレルギーの項で述べることとします。
　ここでは掌蹠膿疱症、乾癬、ケロイド、外傷後壊疽病変について述べてみます。

②　掌蹠膿疱症のチクチク治療

　これは手足に膿胞、出血、びらん、潮紅、鱗屑（白い糠状付着物）などが生じ、歩行や日常動作に支障をきたす疾患で、難治性経過を辿ります。
　これも、チクチク療法が奏功する疾患です。何人もの改善例があります。比較的、短期間で治っていった人が多いようですが、反対に、長引く原因は、足に原因のある履物（長靴など）を履いている人や食養生が守れない人にありました。
治療ポイント：精神的な要因を感じられるときは百会・脳パート、自律神経失調を伴うときは眼・鼻・口腔パート。
・手に関しては、首・肩パート、正中神経・尺骨神経ポイント。
・足に関しては、腰・仙骨パート、後脛骨神経・芝山・足底神経ポイント。

＊掌蹠膿胞症、長期難治症例

　この男性は、罹患歴が20数年以上に及んでいました。しかし、チクチク治療早々から効果が現れました。最初、膝裏と足に膿胞、びらん、出血、かさ蓋が見られましたが、1か月以内によくなり、軽かった手の症状は痕跡のみとなりました。

　数か月以内で患部は発赤のみとなり、遠くまで靴を履いて外出できるようになりました。約半年後、ほぼ満足の行く状態まで改善し一旦中断しました。

　半年後再来院したときには、当該病変である膝の裏は色素沈着を残し掌蹠膿胞症はなくなっていました。

　なぜこのような素早い反応を示したのかですが、頭部のチクチク刺激が副交感反応を誘導しステロイドが分泌されたと推察しています。従って、この手技は、ステロイド反応性疾患（リウマチとか膠原病など）なら全てに当てはまります（下の写真）。

　なお中年男性で3年4か月かかってほぼ完治した人もいますので、食養生と足のケアを合わせれば完治することが期待できます。

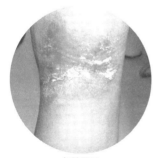
初診翌日

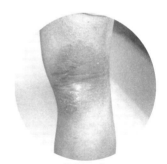
約2か月後

掌蹠膿胞症　68歳　男性

③ 尋常性乾癬のチクチク治療

　乾癬は境界鮮明な紅斑とともに、厚い銀白色の白いうろこ状の薄片（皮屑、鱗屑、皮疹）が多発する難治性の皮膚疾患です。精神的ストレスや疲労で増悪します。

　体中に乾癬が見られた人を複数診ましたが、施術とともに銀白色のフケ状の薄片が剥がれ落ち、薄片は減る傾向にありました。しかし、それ以上の進展は見られませんでした。必ずしもチクチク療法だけで治る疾患ではないようです。食事性の原因があるのではと感じました。しかし、チクチク療法だけでよくなった患者さんもいますので、その人の改善例を述べてみましょう。
治療ポイント：百会・脳パート、首・肩・背・肝胃・腰・仙骨パート。自律神経症状があれば眼・鼻・口腔パート。

＊尋常性乾癬例

　この女性は、某国立病院の皮膚科にて乾癬と診断され、当院を受診しました。
　背中に出ていた大小さまざまの複数病巣は、チクチク療法によく反応し、痒くて眠れなかったのが2回の施術後には熟睡できました。
　夜間睡眠中のかきむしり傷はなかなか治りにくいので、完治は難しいと感じておりましたが、徐々によくなり続け、最後のころは1か月に1回の来院でも悪化はみられませんでした。
　7か月目頃は手の届く範囲の皮疹のみとなり、ほぼ治癒と判断し卒業しました。
　その数年後、別の病気で来院しましたが背中の乾癬は消えていました。

④ 壊疽後ケロイド例のチクチク治療

　受診する1年前にできた下腿、踵の壊疽がケロイドに変わった10代の女性です。約1年間のチクチク療法と足湯による温熱療法がよく効き、少し盛り上がったケロイド特有の赤み面積は約半分ほどが正常皮膚に置き換わり、色も薄くなりました。

　ムクミはチクチク療法後2か月のうちになくなり、感覚がわからなかった異常知覚も回復したり、痒み感覚が出現したり、足首の拘縮も少し曲がりだしたりしました。これらの回復の早さは、若さが改善要因だとみています。

治療ポイント：腰・仙骨パート、総腓骨神経・浅腓骨神経・深腓骨神経・後脛骨神経・腓腹神経ポイントと踵周辺。

⑤ 外傷性壊疽性膿皮症例のチクチク治療

　外傷による前腕潰瘍性壊疽性病変が5か月間も一向に閉鎖しないということで来院しました。診察で前腕に直径約3cmの潰瘍性壊疽性病変がありましたが、チクチク療法を受けてから徐々に縮小し始め、半年で創部は完全閉鎖しました。

　創閉鎖1か月後、創周囲のムクミは引き、元通りの太さの腕に戻りました。

治療ポイント：内側前腕皮神経・橈骨神経・筋皮神経ポイントと潰瘍周辺。

3 脊柱疾患

① 脊柱間狭窄症のチクチク治療

　私は、脊柱間狭窄症の患者を320例以上チクチク治療してきました。もちろん、薬も注射もシップも使わずにです。

　この病気で最も重い症状は、暫く歩いたら腰痛や坐骨神経痛、または脚の痺れで立ち止まり、休憩を必要とする間欠性跛行（かんけつせいはこう）でしょう。しかし、自転車ならいくらでも乗り続けられる、という特徴があります。

　ところで、チクチク療法は、重度の間欠性跛行を示した超高齢の患者さんを除いては、ほぼ満足のいく治療結果を残すことができたと思っています。

　また脊柱間狭窄症は、梨状筋症候群を本症と間違って診断・治療されている病気でもあります。というのは、梨状筋症候群400例以上のうち梨状筋症候群と診断されていたのは2例のみで、他の多くは脊柱菅狭窄症と診断されていたからです。

　梨状筋症候群の詳細は第Ⅰ章第6節（32〜37ページ）をお読み下さい。
治療ポイント：腰パートのみ。必ずドライヤーを脊椎に当てること。

＊1　脊柱管狭窄症、間欠性跛行9例のまとめ

　脊柱管狭窄症は、多くの例で改善に導くことができます。例外的に、超高齢患者の難治例もありました。症状は腰を反らせたり立ち続けたりすると、腰痛や坐骨神経痛などの症状が出たりします（ケンプ・サイン）。

　間欠性跛行は症状が進むと、10メートルや100メートルも歩かないうちにうずくまって休息する、という姿勢をとります。そして、しばしの休憩後に歩くということを繰り返していきます。チクチク療法開始後3年間の間欠性跛行の典型例を次ページの表にしました。

当クリニックでは最初の5年余りの間に217例中73例（33.6%）に間欠性跛行が認められました。3人に1人というかなりの高率です。
　下記の表のように、治療後、約10回〜20回で効果が現れています。脊柱管狭窄症で間欠性跛行を訴えて来た人の症例報告をいたします。

間欠性跛行9例

年齢性	罹病期間	施術前	施術回数	歩行距離
①60代男性	2年	100m	30回	1km
②60代男性	最近	5m	46回	500m
③60代男性	2年	10m	11回	1km
④70代男性	4か月	10m	18回	15分
⑤80代男性	6か月	100m	15回	300m
⑥60代女性	10年	50m	19回〜28回	150m
⑦60代女性	2年	50m	14回	500m
⑧70代女性	最近	3m	6回	300m
⑨70代女性	半年	3m	6回	200m

*2　脊柱間狭窄症、間欠性跛行例

　上の表の①男性ですが、100メートル歩くとおしりと大腿後面が痛くなり、座って休憩するというので典型的な間欠性跛行です。この人の症状は坐骨神経痛（第5腰神経=L5）と診断しましたので、交感神経の害は脊椎L5神経根にあると考えました。
　この人のチクチク効果は良好で、2か月で1キロメートルの歩行が可能となり、順調な経過で1年後に卒業となりました。

*3　脊柱間狭窄症以外の間欠性跛行7例のまとめ

　梨状筋症候群と椎間板ヘルニヤなどの坐骨神経痛で生じる間欠性跛行もあり、その7名の罹病期間、施術前の歩行状況、施術回数が何回でどれほど歩けたかを次ページの表にまとめました。

間欠性跛行7例

項目/No.年齢	性	罹病期間	施術前の歩行状況	施術回数（月）/歩行距離
梨状筋症候群				
①60代	女性	1か月	2、3歩	21回/自由に
②70代	女性	7か月	100m	25回/500m歩行
③70代	女性	8か月	200m（10分）	10回/40分歩行→1時間まで歩けた
④80代	女性	何年	10m以内	19回（3か月）/心斎橋~道頓堀歩く
⑤70代	男性	4、5か月	100m	34回/500m歩行
坐骨神経痛（椎間板ヘルニヤ含む）				
⑥50代	女性	8か月	50m	4回で普通に。11回施術で終了
⑦50代	女性	1か月	20~30m	4か月後全治

＊4　腰椎椎間板ヘルニヤ、坐骨神経痛例

　上の表中⑦の50代女性です。症状は、立っていられない、20~30メートル歩いて休む、歩くより立つのが辛い（エビの姿勢が楽）などです。

　1か月前より左の腰痛、ふくらはぎと足の外くるぶしの痛みが起こり、来院する26日前に他院で腰椎脊柱管狭窄症と（MRIで）診断されていました。

　23日前から歩行困難となり、休んで少し歩けるようになったので当院を受診しました。左坐骨神経痛（L5、S1）と診断いたしました。

　チクチク治療を開始し、3日後には50メートル歩行、4日後には1分の立位が可能となりました。6日後には足を引きずりながらも100メートル歩きました。

　11日後には300~500メートル、17日後には脚を引きずりながらも1キロメートル歩けました。25日後には痛みが9割方なくなり、下腿の痺れを残すのみとなりました。

　6週間後（施術15回目）には普通に戻り、旅行にも行くことができ、4か月で卒業となりました。母趾の痺れは消失しています。

治療ポイント：腰パート、坐骨神経ポイント。

＊5　脊柱管狭窄症と梨状筋症候群の合併疑い例

　梨状筋症候群の多くが脊柱間狭窄症として診断を受けている人が多いと先に述べました。そこで、医師も患者も双方がこの病気を理解するところから入っていかないと、非常に深刻な症状、例えば寝たきりになるほどの痛みで苦しむことになります。そのような患者を何例も見てきました。

　ここで紹介する女性は、すでに他院で脊柱間狭窄症と診断（MRI）されていました。来院の2か月前から、杖歩行で5分歩いて2分休むという悪化した状態でした。

　同じ姿勢でいると腰が痛いということから、脊柱間狭窄症が疑われますが、掃除機をかける、草引きも不可能とのことで、梨状筋症候群の併発を疑いました。

　チクチク療法開始2週間後、杖無しで短い距離を歩き、3週間後、往復1時間歩きましたが、そのうち20分は休憩はしませんでした。4か月後には杖なしでユックリであれば500メートルを歩きました。

　この人の場合、交感神経の害は腰部脊柱管と梨状筋にあると推察したので、治療パートは腰と梨状筋も加えます。この梨状筋症候群と脊柱間狭窄症の合併例は、2006年8月から2008年1月までに100例中4例に認められました（北米東洋医学誌寄稿：Vol17,No50,2010より）。

治療ポイント：腰・仙骨パート、梨状筋パート、坐骨神経ポイント。

②　脊椎骨粗鬆症のチクチク治療

　本疾患も治療する機会が多くありましたが、他の脊椎病変と同様、施術後より素早い反応を見せます。70、80代の女性に多いですが改善していきます。

　しかし、症状が極端に前屈みとなり円背となっている重症患者は難治性です。

　従来は内服とエルカトニンの注射で治療しますが、チクチク療法単独でも有効であることを経験してきました。多くは自然な経過で改善していきます。

そして、身長を測れば患者の病状変化を捉えることができますが、それは食べ物に左右されているようです。低身長になった人は数えきれませんが、本症の殆どの人は低くなっています。その一部を紹介します。
① 70代半ばの女性は、牛乳や甘いものを摂取し続け、受診したときには5センチメートル以上身長が低くなっていました。
② 80代女性が6年間で6センチメートル縮んだ例。
③ 初診から1年半身長が同じだったのに、治療を中断して3年半後に再来院すると5センチメートル近く縮んでいた例。
④ 60代女性が受診時、約15センチメートル低くなっていたのに食事を変えて2週間後に3センチメートル伸びた例。
⑤ 70歳女性は受診時3センチメートル以上低くなっていましたが、食事を変えて10か月で逆に6ミリ伸びました。

食事によってこれほどの影響が出ています。逆によくなった例は、チクチク治療だけで最高で5.5センチメートル伸びた80代後半の女性もいます。

当クリニックで禁止している主な食品は、乳製品（パン、牛乳、ヨーグルトなど）、カフェイン飲料、甘いお菓子や飲料、精製炭水化物（白米、うどん、ソーメン、もちなど）です。摂りすぎを控えたいのは、オメガ6系油、塩分などの食品です。また運動不足、日光不足なども悪化の要因になります。

次にチクチク療法のみで素早く回復した症例をご紹介します。

治療ポイント：百会・脳パートを除く全脊椎の8分割DSP（=Dermal Segmental Part=髄節パート＝督脈、174ページ上図）、つまり首パートから仙骨パートまでを痛圧刺激する。

＊1 脊椎骨粗鬆症多発性圧迫骨折例

この女性は、3年近くの間に3回の圧迫骨折を繰り返し、その都度入院を繰り返していました。受診するまでの1年間は注射を受け続けていましたが、

次のような症状で苦しんでいました。

炊事仕事が辛い、背伸びしてしゃべれない、杖突き歩行で誰かに捕まりながら歩く、ベッド上で仰向けが辛いなどでした。

チクチク治療後5回までは一進一退でしたが、20日後の7回目来院時には杖なしで50メートル歩けたうえ、楽に動けるようになってきた、と報告を受けました。

しかもお勝手仕事も30分位はできました。1か月後（治療10回目）には背伸びして人としゃべれる、人から見て元気になったといわれ喜んでいました。

先の辛い症状が改善途上にあり、もう既に自力回復のレールにのったといえるでしょう。

この人のリンパ球比率は57%→59%（実数1900）と多く、これは福田—安保理論でいう副交感神経優位の分泌・排泄能の亢進に相当すると思われます。

＊2　脊椎骨粗鬆症例の問題点

この人以外にも多くの脊椎骨粗鬆症の患者さんを治療してきました。進むと背中が曲がり、お腹にある一番下の肋骨弓がおなかに食い込んで辛いという訴えがしばしば聞かれます。新しい薬も開発され、また注射もありますが、近年、右肩上がりに増え続けています。これはどうしてでしょう？

この10年間、投薬しない治療を行ってきた経験からいうと、食事の影響が最大の問題であるということに気づきました。

その代表は朝のパン食と牛乳でしょう。この乳製品の害についてはカルシウムパラドックスとして知られていて、アメリカ、北欧、ニュージーランドなどの酪農国家に多数の骨折患者が発生しているのです。「カルシウム摂取に牛乳を」といわれてきましたが、実は反対のことが起こっていたのです。

それで、その理由を説明してパンや牛乳をやめてもらいますと身長が下げ止まり、また症状も改善していきます。ところが、やめられずに縮んだ人も結構いました。

その原因は酸性食品の影響です。骨や歯を溶かす酸性の食べ物が氾濫しています。それで、精製小麦製品（パンなど）、牛乳、スイーツは禁止し、肉・魚・玉子などの動物性食品、カフェイン、塩分は控えるように指導しています。もし食べる際には、生野菜をたっぷり摂ることです。
　当院では、原則的に乳製品はやめるよう指導しています。なぜなら日本人および東洋人は酪農民族ではなく、体質に合わないと考えるからです。
　頑固な背腰部の痛みを伴う患者さんにはエルカトニン注射もしますが、このような人は例外です。運動をし、日光にあたり、食事を昔の日本風に戻せば、これほどまでに骨粗鬆症で苦しむことはなくなります。なぜなら、欧米食を食べる前の日本人には、このような患者さんは少なかったのですから。1971年（昭和46年）の『広辞苑（第2版第5刷）』には骨粗鬆症という名の記載はありません。当時はまだ一般には認知されていなかったのです。

③　頚椎症性頚髄症、チクチク治療2例

　頚椎の加齢性変化が脊髄に及び、神経症状が上下肢に出る病気です。

第1例目：

　この人は、両腕、両脚と体の痺れを訴えて来院した男性です。何年も前に、頚椎の手術を受けたものの手術後も変わりはありませんでした。首を回すときの制限があり、腕、脚、手指の運動障害に加え、感覚障害と膀胱直腸障害を認めました。頚椎の脊髄症状を示している深刻な病変と考えました。そうして来院する数か月前から悪化しはじめ、どうすることもできなくなって来院しました。
　坂道を歩くと10メートルで一服していたのが、チクチク治療を開始して1、2か月後より歩行が改善し始め数百メートルまで可能になり、また痛み感覚が戻ってくるようになりました。

第2例目：

受診半年前に突然左手の痺れがきて、1か月後、転んで悪化した女性です。その後、両手、5指の痺れ、歩行時の脚の重さで小走りができず、階段も苦労するなどの症状で苦しんでいました。人伝えに遠方から来院しました。

画像では第3頚椎から第6頚椎間の頚椎症性変化を認め、特に第4と第5間が最も悪かったという診断でした。初診時、四肢の腱反射は亢進し、両手には病的反射が出現していることから脊髄性の病変であることを示していました。

ジャクソン、スパーリングのテスト（首を曲げて症状の発現有無を見るテスト）は陽性でした。

チクチク療法開始1年後には小走りができ、階段昇降での腰痛は改善しました。2年半後には右手のひら、指の痺れがなくなり、左手の背側4本指の痺れも消え、手のひらの4本の痺れを残すのみとなりました。3年8か月後には左手指先のみの痺れに限局してきました。結局、4年9か月も遠方から熱心に通院した結果、元気になって卒業していきました。

治療ポイント：基本的に頚椎が「交感神経の害」（第Ⅴ章第4節199ページ参照）なので、首・肩パートを重点的に施術します。ストレスを感じている人が殆どなので、百会・脳パートは必須。あと自律神経失調があれば眼・鼻・口腔パートを追加します。

④ 頚椎損傷後頚髄症、チクチク治療2例

外傷により頚椎を傷め、後遺症である脊髄症状が四肢に出ている状態です。

第1例目：

この60代男性は、受診する半年前に自己転倒し顔面打撲。事故後2日間は手足を動かせなかったそうです。しかし、あとはリハビリに励み、歩けるまで回復しました。しかし、腕と脚の痺れに手のこわばりがあり当クリニックを受診しました。（既往に後縦靱帯骨化症があり事故前の2年間左腕の症

状がありました。)

　診察で、病変部位は両手の痺れ(両側第6、第7頚神経由来)に、左上肢の痺れ(第8頚神経由来)、それに左下枝全体のビリビリする痛み・痺れ(両側第1仙骨神経由来)が認められました。

　初診時のチクチク治療のあと、手のこわばりがちょっとましになり、ふくらはぎのほうがもっとましになったと述べています。最初の治療としてはまずまずの出来でした。そして2年4か月後には、手の冷え、上下肢の痺れはあるが、始めの頃のような全身が痺れる感じは稀にしかおこらず、体調はよいし、受診前には2〜3キロメートルだった歩行距離も今では1時間5キロメートルは歩けるようになりました。3年3か月通院治療中です。

　握力は、初診時右20/左23kgが右33/左31kgまでアップしました。痺れの評価は6割がた軽くなりました、とのことです。

第2例目：

　駅エスカレーターから転倒し頚椎損傷し頚髄症をきたした60代の男性です。約2年後、当クリニックを受診。訴えは、両腕、両脚の痺れと両腕の痛みでした。

　歩行は、痙性歩行といって脚を引きずるような歩き方でした(四肢の腱反射亢進による)。そのほか、座ってから立つ時が辛いし、バランスがとれないというのが悩みでした。

　チクチク治療後、座ってから立てた、足の運びがよくなった、何といってもバランスがとれて歩けたのには驚きました。5日後の2回目には、立った瞬間の歩き始めがいい感じで、バランスをとらなくてもスッと立てて歩けました。13日後の3回目には歩きも軽く、よろつきもなくなった感じ、と述べています。

　そのほかには左肩関節・両腕の痛みがありましたが、半年後には両腕の痛みが半減しました。しかし、途中、痛みや痺れが辛いときもありましたが、

2年8か月後には、昔のような痛みが8割がたなくなりました。

3年半後、足裏のチクチク刺激を感じるようになり始め、4年後の今では、足裏、手のひらの痺れはきついものの、握力は右33kg→42kg、左13kg→23kgとアップし、歩行も800メートルだったのが毎日2.8キロメートルまで可能となりました。小走りもできるようになっています。

このように、昔は頚髄損傷といえば治す手立てがないというのが定番でした。しかし、改善する場合もあるのです。病理学的に非可逆性変化が生じていない場合なら完治するのは難しくても、希望を持ってチクチク治療を続ければ、いつの日か喜べる日も訪れるのではないでしょうか。私はそう信じて施術に当たっています。

治療ポイント：基本的に頚椎が交感神経の害なので、首・肩パートを重点的に施術する。ストレスを感じている人が殆どなので、百会・脳パートは必須。あと自律神経失調があれば眼・鼻・口腔パート追加。

「頚椎損傷から現在に至るまで」

頚椎損傷後頚髄症例：K・Sさん（73歳）

平成20年2月、駅構内からの圧力で、前のめりに倒れ顔面を強打したため、頚椎損傷という突然の負傷を背負いました。そして、入院5か月目から現在まで丸6年間、言葉でいい表すことができない苦痛を味わいました。

それは下半身の腰から両脚と、両腕の一部知覚麻痺としびれ、それに痛みでした。当初2か月は、立ち上がりがままならず、歩行も困難でした。

そして3か月に入り、立ち上がりが可能になりましたが、歩行は横揺れし引きずるような状態でした。手の握力は左7キロ、右15キロと弱く、しびれは酷くて掴むことが困難でした。そして、痛みも酷くてこのような状態が約2年間続き、この間、投薬はもちろん、ペインクリニック、リハビリ等の通院もしました。

しかし、入院先の先生に回復不能と告げられ、それが現実かと思いながらも、リハビリと自分流の運動を早朝から毎日2時間程度続けてきました。

そんなある朝、知り合いから、ナガタクリニックのチクチク療法を受けてはと勧められ、半信半疑で受診しました。

実際、手、脚、頚髄、腰などをチクチクされました。そのときの第一印象は、実感として立ち上がるとき両脚が軽く感じ、歩行も、待合室の狭い通路も何か左右振れのコントロールがしやすくなりました。

「本当かな」と思いながら日々観察をし、通院でチクチクをしていただく中で4年余り経過しました。今では、立ち上がりはさらに軽く、歩行の運びも軽く、左右振れもより小さくなりました。これは股関節部の麻痺が改善されたためと思っています。

しかし一方、軽くなった分、歩行時の着地をしっかりする必要から、運動靴も新品を購入したりして、転倒防止に努めています。友人との日々のウオーキングの距離も、当初の800メートルから、怪我から6年後の現在は3キロメートルプラスアルファまで伸び、喜びを実感しています。

しかし、まだ麻痺、しびれはきついし、痛みについては日々の気象の変化で強弱があり、長期戦を覚悟しています。したがって、体力・精神力が必要と感じていますが、幸い私には長田先生の〝食〟に関する指導のせいか、現在体力については下半身の筋肉増強もまずまずとなっています。

精神力としては自律神経を可能な限り安定に保てるよう努めています。それには、一日を振り返る手段としての日々の日記付けと川柳一句が役立っているようです。

今後も、希望を持って長田療法を続け、一層の努力をしていく決意をしています。

4　関節リウマチ・膠原病

①　関節リウマチ、膠原病のチクチク治療について

　膠原病に関しては、拙著『無血刺絡療法』(河出書房新社刊) を上梓してからの7年以上の間に、何十例もの症例を治療する機会がありました。そして投薬なしで治療を続けることが可能な症例を何例も経験することとなりました。

　そして、その中で薬剤を離脱できた症例の報告を、2013年秋の第26回自律神経免疫治療研究会で発表しました。演題は、「難病患者13例 (膠原病・RAほか) のステロイド減薬・離脱の経験」、副題は「服薬期間、服薬量、白血球とリンパ球についての検討」でした。その中から幾例か抜粋して紹介します。

治療ポイント：難病疾患指定を受けているので、脳が交感神経の害の第一と考え百会・脳パート、次いで自律神経調整のため眼・鼻・口腔パート。そして、全身の結合組織を侵す疾患なので脊椎督脈、つまりゼロポイントを痛圧刺激します。

②　強皮症、チクチク治療2例

　強皮症は皮膚の硬化が指先に始まり、徐々に進行して前腕、ついには全身の皮膚硬化を来す難病です。内臓にも病変を発症する原因不明の慢性疾患です。手指が青や白に色調が変化するレイノー現象、関節炎、食道・胃症状、肺症状など多臓器病変を合併することもあります。

第1例目：
　この人は帯状疱疹後神経痛の治療を受けるため当院を受診した女性です。

当初、両手指の皮膚硬化症だけでしたが、その後全身に広がり、来院数か月前に某大学病院に入院しました。

プレドニゾロン（PDSL）治療を受けており、ステロイドによるムーンフェイスがあり、またその副作用の体のだるさのため、車の運転はできませんでした。

レイノー現象やシェーグレン症候群も合併していました。シェーグレン症候群は好転と悪化を繰り返していましたが、レイノー症状は指先のみに限局して見られました。これは治癒して始めて消えるものと思われます。

チクチク治療開始後3か月過ぎからは、皮膚の硬さが改善し始め、皮膚をつまめるようになりました。薬の副作用のムーンフェイスは1か月前後で改善しています。また、体のだるさが改善したため数か月ぶりで車の運転が可能となりました。ステロイドのPDSL17.5mgを7か月かけて断薬に持っていけました。

1年を経て皮膚の硬化は和らぎ正常一歩寸前となっていました。リンパ球比率は初診前の18％が最悪で、翌月22％。その後は順調に増加の一途を辿り、正常数値一歩手前まで回復しました。途中無理をして20％台に下がりましたが、生活の見直し、ストレスの排除に努めてからは再び増加に転じました。すでに、もう自然治癒への道を歩んでいます。

第2例目：

この人もステロイドを離脱できた女性です。

おなかが硬くなる、しゃべり続けると息苦しい、という訴えで来院しました。PDSLは初診時10mgでしたが、2年半で断薬まで辿りつけました。レイノー症状もありましたが数年後の冬にはでませんでした。皮膚の硬さは（皮膚つまみテスト）正常でした。

初診時白血球は8400で、リンパ球比率は12％、数は1008個と厳しい交感神経緊張状態でした。これはステロイドの影響です。膠原病の人は多くの

場合、白血球数は増えていますが、ステロイドを減薬するにつれ減っていきます。

この人の場合、断薬まで時間をかけたため、断薬前後にはリンパ球比率は既に30％以上で数は1600個以上と回復していました。しかし、ステロイド離脱後は、白血球総数が減り、最近では4000個台に減っています。これは交感神経緊張が解けてこの人本来の姿に戻っただけで心配はいりません。

③ シェーグレン症候群、チクチク治療2例

この病気は膠原病の一つで乾燥粘膜症候群とも呼ばれ、ドライアイやドライマウスの原因となります。女性に多い病気で当クリニックでも全て女性でした。

交感神経の害が口腔粘膜、唾液腺、涙腺に存在しているとして治療を行います。他の外分泌腺障害や関節炎を伴うこともあります。

第1例目：

この人はリウマチ専門科に通院し、PDSLを服薬中で副作用のムーンフェイスが現れて来院した女性です。施術初回のときの効果は劇的でした。爪の横の井穴をチクチク刺激しただけで唾液が湧出したのです。

チクチク療法を創始した頃の患者さんでもあり、ステロイドの減量は慎重に行いました。結局、5か月近くかけて中止しました。しかし、ムーンフェイスは2か月足らずで消えました。

リンパ球比率は初診時17％台。PDSL中止後25％台になったあと、16→23→14→21％と増減を繰り返しました。これは、自己回復力がいまだに不安定で、何らかのストレスが続いているものと推察されます。

ステロイド中止後5か月たっても唾液は出ているうえ、味覚も出現しました。

またリンパ球比率も30％台に乗りましたので緩解と判定しました。
その半年後、リンパ球比率は29.5％と良好でした。実数も最低620から最

高で1400近くまで上昇しています。その後の唾液の出方も順調でした。

この人のリンパ球比率が途中14％となったときには、この治療で正しいのかどうか迷いました。後述の関節リウマチ第1例目も8％となったときには心中穏やかに過ごせませんでした。

チクチク療法を始めた頃は、こうした不安との闘いの連続でした。その不安を克服できたのは福田―安保理論と安保免疫学を信じていたからです。

第2例目：

この女性は、初診時のPDSL量は5mgと多くはありませんでしたが、服用歴が7年と長かったので、減薬には慎重な姿勢で臨みました。発病当初は8錠＝40mgも服用していました。受診する1年前に5mgまで減量しています。

初診時の訴えは、顔のムクミ、目がはっきりしない、涙腺が詰まって涙溢れる感じ、唾は少なく口が乾くなどでした。

初診時のリンパ球は11.1％で1299個と厳しい免疫力低下状況でした。減薬を慎重に進め断薬まで約17か月もかけました。断薬する半年以上前からリンパ球比率／数は正常化し、その後の2年以上は正常値を保っていました。

しかし、その後、関節リウマチの併発がありました。膠原病は、他の自己免疫疾患との合併が見られることがあります。従って、その対策には精神的・肉体的ストレスの自覚とその排除、そして食養生が大切だと思っています。

④ SLEのチクチク治療例

この病気は全身性エリトマトーデス（略してSLE）といいます。細胞の核成分に対する自己抗体が作られてしまうために、全身の諸臓器が侵されてしまう病気です。

SLEといえば蝶形紅斑というくらい、顔の中心部に表れる赤い皮疹が特徴の病気です。そのほか、関節、中枢神経、腎臓、心肺、血液などに広範な症

状が伴うことがあり、難病指定を受けています。

　この女性は30年以上のPDSL服薬歴があり、初診時12.5mgも服薬していました。そのほか、13種類31剤の服薬をしていました。

　初診時の症状はムーンフェイス、倦怠、易疲労性、坐骨神経痛などでした。服薬年数がとてつもなく長く、しかも、初診時の白血球数が15200、リンパ球比率はわずか7％と危険域に達していました。従って、正直なところ減薬もうまくいくかどうか心配でした。

　しかし、リンパ球数が1000個はあったので2.5mg減らして10mgで様子をみました。すると1か月後、白血球数13000、リンパ球比率は8％と幾分交感神経緊張が緩みました。その後、半年間様子をみて7.5mgに減らしました。

　ところが、その1か月後の数値は、白血球数13500、リンパ球比率7％、リンパ球数945と期待を裏切るものでした。初診時の比率に戻ってしまったのです。

　そこでまた半年間様子を見て再検査をしたところ、今度は白血球数12800、リンパ球比率8％、数1024と、わずかに交感神経緊張に改善の兆しが見えたのです。やはり自然治癒力は残っていたのでしょう。その9か月後、白血球数13700、リンパ球比率9％、リンパ球数1233と、続けて改善がみられました。

　それからあとも慎重に白血球・リンパ球の改善を確かめつつ減薬を進め、初診から4年を経てPDSL4mg、白血球数9000台、リンパ球比率20％弱、リンパ球数1800まで回復に持っていけました。

　このように、一生ステロイドを飲まないといけないといわれた難病でも、決して諦めることはありません。希望を持ち続ける重要性をこの患者さんから教えられました。今は31剤から8剤まで減薬しています。近い将来に、きっと薬の要らない世界に到達できると信じ、チクチク療法に取り組んでいます。

「SLEを患って」

SLE症例：S・Kさん（50歳、女性）

〈症例説明〉
SLEは全身性エリトマトーデスといいます。自己免疫疾患（膠原病）のひとつです。この人は30年以上のステロイド（プレドニゾロン）服用歴があり、さまざまな副作用で苦しんできました。当クリニック初診時には12.5mg服用していたプレドニゾロンも4年にわたるチクチク療法で4mgまで減量でき、初診時白血球・リンパ球15200・7％・1064が、4年後には9000・20％・1800まで回復しました。将来の断薬を目指してチクチク療法を続けています。

〈体験談〉
私が病気になったのは今から36年前、昭和53年、中学3年生の春先の頃でした。中学校のクラブでテニスをしていたので、今までにも紫外線が強くなって日焼けをするとブツブツが出ていました。今度もいつもの日光過敏症だと思っていました。それがその年は、どんどん悪くなり、顔は特にひどくヤケドをしたみたいになり、じくじくしていました。その後微熱が続き、全身の関節が腫れて痛み、水道の蛇口の栓も捻れなくなりました。お風呂に入っても桶で湯を汲めなくなりました。

それでも夏休み中は、そんな痛みに耐え、ゴロゴロしながらもどうにか一日を過ごしていました。

ところが、9月に入って二学期が始まると、とうとう40度を超える高熱が出て、動けなくなってしまいました。

そのとき、診ていただいていた皮膚科の先生が、膠原病のことを知っておられて、やはりこれは間違いないだろうということで、その先生の紹介でH大病院の皮膚科を受診し、即入院することになりました。

しかし、入院してからも、検査をするのにそれまでステロイド剤を服用していたので、その薬をやめて薬の作用がなくなるのを待ってからの検査ということになり、その待っている間の苦しみは想像以上で、私は毎日のたうちまわり、地獄のような日々でした。

見るに見かねた主治医が、もうこれ以上は無理だと判断し、早急に検査を進めた結果、プレドニンという薬を、朝・昼・夕と一日3回に分けて、8錠ずつ合計24錠飲むということになりました。

薬の多さにびっくりしましたが、それ以上にびっくりしたのは、飲み始めてすぐに、今までの苦しみがピタッとなくなったことでした。両親も私も、この病気は原因もわからず治療法もなく、特定疾患に認定されている難病と聞いていましたが、こんなによく効く魔法のような薬があるのなら、これから先の人生、うまく付き合っていけば大丈夫、と私はそう思い込んでしまいました。

しかし、気がついてみると発病して36年、その間に、私の体はボロボロになっていました。誰かに助けてほしくても理解してもらえず、口を開けば喧嘩になり、家の中は暗くなり、もうどうしたらよいかわからず気力をなくしていました。そんなとき、長田先生とご縁をいただきました。初めて診察をしていただいたときに、私は今まであったこと、どんなに毎日が苦しく、誰も理解してくれる人がいなくて辛いかを話すと、黙って聞いてくださり、「そうやね、よく今まで頑張ったね、でもそれは薬のせいで、薬をやめたら元気になれるよ」といってくださいました。
病院に行って苦痛を訴えても、よくわからない返事しか返ってこなくて、しんどい思いばかりしていましたが、長田先生の言葉を聞いたとき、目の前がパーッと明るくなるような気がしました。

その後、チクチク療法を受けましたが、その瞬間、体中に電気が走り、天にも昇るような、なんともいえない感覚でした。

それを先生に話すと、「そうか、それだったら、あなたはきっとよくなるよ」といっていただき、熱いものがこみ上げてきて、涙がこぼれました。

そのとき、私の体の中から悪いものが出て行ったように思いました。治療は、3週間に一度、チクチク療法を受け、食生活の改善、あと大切なのは薬を減らしていくことです。私は先生を信じ、自分を信じて薬を減らしていくことができました。おかげ様で、今は前向きな気持ちで生活できるようになりました。

近い将来「病気は治りました」といえる日がくると思っています。
最後になりましたが、先生をはじめナガタクリニックのスタッフの皆さん、親身になっていただきありがとうございました。これからも宜しくお願いします。

⑤ 関節リウマチ（RA）のチクチク治療

　この病気は膝、手首、肩関節、足首や手足指などの関節に炎症が起こり、水が溜まったり、ムクミがあったりして、歩行や日常動作に支障をきたす難治性の病気です。症状が強くなると車椅子や杖突き歩行、介助生活を余儀なくされます。そのため、劇薬である免疫抑制剤やステロイド剤、更には新しい生物学的製剤を当薬されるまでになってしまいます。

　こうした治療を受けた患者さんの減薬・断薬はなかなか難しいですが、時間をかけて治療に取り組んでいくより他はありません。

　ここでは断薬できた4例の経過を述べてみます。

治療ポイント：この項の始めに述べた治療ポイント以外に、各関節炎を起こしているデルマトーム高位を推定し、その関節を支配する神経走行部位、及び各関節そのものを含めた近傍領域を痛圧刺激します。

　例：膝の腫れと下腿のムクミは、膝パート・伏在神経ポイント・総腓骨神経・浅腓骨神経ポイントを痛圧刺激します。手関節の腫れについては、正中神経・尺骨神経・橈骨神経手首ポイントを痛圧刺激したあと、手首周囲も同様に痛圧刺激を行います。

＊1　関節リウマチ、免疫抑制剤断薬2例

第1例目：

　数年間、免疫抑制剤のメソトレキセート（MTX、3Cap/週）と痛み止めを服用していた女性です。両手首と両足首に痛みを訴えていました。

　チクチク療法開始後、痛み止めと免疫抑制剤を飲まなくても体調に変化はないということで2か月半後に中止としました。しかし、リバウンドである関節痛が約2週間続きました。その後は、同じ膠原病である自己免疫性肝炎を一時期併発（抗核抗体陽性の人は、類縁疾患に移行することがあります）しましたが治りました。

治療後1年を経て、旅行にも行き、階段の昇り降りもできて、そのうえ、薬の要らない世界がこんなにもよいものかと感じるまでになりました。

リンパ球比率は初診時21%（数1751）から断薬後8%（数712個）へと激減しました。これは、リンパ球のリバウンドです。しかし、その10日後、約16%（数1654）へと倍に増え、その1か月後には27%台（数2145）へと急回復しました。

同様に炎症指標のCRPも3.9→8.0と悪化しましたが、10日後には2.6まで下がり、初診から1年後には陰性となりました。

その後もリンパ球比率は22～26%台と幾分交感神経優位ですが、危機的な状況は去ったと思われます。

第2例目：

この女性は、免疫抑制剤を2種類服用（MTXほか）していました。症状は、手首の腫れと手がこわばる、膝の腫れと足首の痛み、ふくらはぎの痛みなどでした。また、家では椅子に座ったままで立ち仕事ができず、歩くと100メートルで一服するなどもありました。

血液では、リウマチ定量（RF定量）は2プラス、CRPも2プラス、関節破壊を示すマーカーであるMMP3は464（正常は約60以下）と異常高値を示しました。

しかし、リンパ球は28%台で数も1786とまずまずでした。

初診から3か月目、痛みが和らぎ全ての薬を断薬できました。2年後にはリンパ球は32%台/1798と落ち着いた状況となりました。

MMP3も途中600近くまで悪化しましたが、直近では62.3と正常まであと少しまで改善しています。CRPはプラスマイナス、RFはプラス1と改善しました。

症状も大きく緩和したため、立ち座りや手の症状も随分回復し、2年9か月後には5000歩歩けました。翌日に痛みはありませんでした。

この人はとくに足趾に高度なリウマチ性変形を残していますが、それでも3年以上過ぎた今では奉仕活動をしたりして感謝と利他の心で生きています。心と体が調和した結果と思われます。

＊2　関節リウマチ、PDSL断薬例

この男性は薬をやめたいという訴えで来院しました。発病は受診の1年前。初診時のPDSL服薬量は10mgで服薬歴は10か月。

血液検査では、白血球数7100、リンパ球比率15.8％、数は1122個とやや厳しい免疫力低下を示していました。

しかし、服薬歴が浅いため定期的な減量を計画し、3か月間で2mgまで減薬となりました（8mg減らした）。ところが、リンパ球は9.0％/864個（来院16週間後）と悪化しましたが、これはリンパ球のリバウンド状態と判断しました。

そのあと3か月間様子を見て断薬しました。その1か月後には白血球数6100、リンパ球比率30.5％、リンパ球数1861とほぼ正常近くまで回復し、リバウンドから脱却できたことを確認しました。

その後はリンパ球比率のアップダウンがありましたが、白血球数もなだらかに減少していきました（6100→4900）。これは、交感神経緊張が緩んでいると判断できます。当初の訴えである朝のこわばりも、出てもすぐ治り、関節痛もなくなりました。食養生と前向きな姿勢が改善の要因と考えられます。

ステロイド（PDSL）断薬例は膠原病も含めて十数例あります。

＊3　関節リウマチ、痛み止め断薬例

この女性は痛み止めとシップ剤を使っていましたが、8か月経って断薬しました。症状は手首の腫れ痛み、それに肩関節、股関節の痛みです。なぜ本項に取り上げたかというと、初診時CRPが強陽性の9.3（5プラス）を示していたからです。

これほどの強い炎症があると、かなり治療に難渋します（次次項参照）。それを覚悟していました。ところが、施術を進めるに従い、MMP3の改善と歩調を合わせるように症状も改善していきました（MMP3：正常は約60以下）。
　1年9か月後、CRPは0.18、MMP3は29（最高値125）と全て正常化しました。ちなみに、初診時白血球数は12400と強い交感神経緊張状態にありましたが、直近で7100まで減少し、リンパ球も41.1％と正常となりました。
　この人の場合、なぜこれほど早くよくなったかというと、持ち前の明るさに加え、前向きで、そのうえ感謝の強い人だったからだと思っています。

＊4　関節リウマチ治療の問題点
　　　なぜ改善できないケースがあるのか？

　そのほか、幾例もの改善・緩解症例があります。もちろん、薬をやめられない人も何名かいました。しかし、治せない要因はわかっています。ストレスを自覚しながらそのストレスを排除しきれないからです。
　その理由は、今の生活を崩せない、病人を抱えていて家で介護する人がほかにいない、仕事の場を離れられないのでほかの人に任せられない等々のジレンマに陥っていたからです。心に問題を抱えている場合もあります（これは難治性です）。
　無理もありません。仕事を取るか治療を優先するか、という天秤のなかで、薬で症状を抑え、今の生活を継続するというパターンを選ぶしかないからです。
　つまり、交感神経緊張状態のまま更に交感神経緊張薬剤を上乗せするのですから症状の緩解は遠ざかるばかりです。

＊5　チクチク療法における今後の関節リウマチ治療

　今では、このリウマチや膠原病の症状を抑える高価な強い薬剤が出ています。しかし、原因は取り除かれていないのですから、たとえ、一時的に緩和できても、薬をやめればさらに大きなリバウンドに見舞われることでしょう。

それが強い薬であればあるほど揺れは大きくなります。

そして、さらに強い薬を求めたくなります。まるで、何か依存症のように量が増えていきます。これはパーキンソン病の治療経過とも似ています。

その弊害に気づいて、自然治癒力を生かす治療を受けてみようと決心する患者さんがいます。その場合、いかにリバウンドの苦しみに耐えていくかが直面する問題となります。

ステロイド治療を受けてリンパ球比率が10％前後まで下がり過ぎると免疫力が最低になってしまいます。チクチク療法を始めた頃、他院でステロイド治療を受け、9％まで下がっていた人は2度目の肺炎に罹り亡くなってしまいました。

しかし、ステロイドを使わざるを得ないときがあります。それは、次のような状況です。来院して数か月経っても、CRP、MMP3、リンパ球（Ly）などの重要な指標が好転しないときです。

その場合はやむなくPDSLを投与します。PDSLを投与する直前の血液検査データです。

PDSLを投与する直前の血液検査データ

症例／検査	CRP	MMP3	RF	Hb	Alb	Ly比率
40代女性	7.21	947	575	8.4	2.9	19.0
60代女性	13.79	1172	3	6.7	2.3	17.4
60代女性	14.74	1474	550	9.2	3.0	19.0
正常	0.3以下	60以下	15以下	11.2以上	3.7以上	35—41

これほどの状況であれば、服薬指導するしかありません。そして、ゆっくりと減薬から断薬へ導くように指導していきます。まずは最悪期を乗り越えることが先決です。そのときにはやむを得ず使う勇気も必要と教えられました。

＊6　関節リウマチ、チクチク治療の長期MMP3フォロー例

　リウマチの関節破壊を表わすマーカーとしてMMP3がありますが、その長期にフォローできた幾例かを表にしてみました（MMP3の正常は約60以下）。

　下の表の上から4番目の82歳女性のMMP3は不安定です。この人の白血球/リンパ球を見てみると、9700/16.9%→直近8200/22%と依然交感神経優位であることがわかります。

　他の3人は、上から6200/28.8%→5200/32.4%、8800/18.8%→7000/19.1%、12400/28%→7100/41.1%で、いずれも改善していますが、第2番目の患者さんの19%台が気になります。

　治療が進むにつれて全てに白血球の減少が見られますが、これは交感神経緊張が緩和傾向にあることを示唆しています。

長期MMP3フォロー例

68歳女性	464	440	597	392	513	121	73	62	2年半
79歳女性	220	214	137	53	55	46	55	20	2年1か月
72歳女性	86	92	125	55	40	34	29		2年1か月
82歳女性	269	163	816	155	257	392			2年3か月

＊7　RF高値でも症状が軽い例について

　ある女性はリウマチ歴8年。専門医に6年くらい通院していましたが、緩解状態として最後の頃は通院していませんでした。当院へは家人の紹介で来院しました。

　その後、当院での約6年間のRF値を見ても、この値が病状と全く相関していないということがわかります。RF正常値は15以下です。

初診から順に、139→167→186→170→142→240→186→186→186→138→127→124→103（6年間）と推移しています。このように結構高い

ほうですが、初診時の手のこわばりはありません。

　初診から8か月後には治ったか、という状況まできています。その後、用心のためずっとフォローしてきましたが、最高値の240のときでもカルテには「調子いいです」と記されていました。その後も再発の兆候は見られていません。

　別の2人のデータです。
・30代女性、290→255→260→280→280→354（1年10か月後）
・60代女性、186→232→324→345→410→433→430（1年6か月後）

　このように増え続けました。しかし、この人たちも症状はむしろ改善しています。

　RF値は少ないに越したことはありませんが、こうしたことからRF値が高い＝リウマチ悪化と心配しないようにしてください。あくまで臨床症状を見て判断することをお勧めします。心配する患者さんもいますのでこの項を設けました。

　膠原病でも抗核抗体（ANA）という検査値が陽性で発病していない人がいます。

　これは因子を保有しているだけで発病していないケースです。くれぐれも薬物治療をすぐ開始することは慎重にしてほしいと思います。

＊8　MMP3が高値なのにRF値正常例

　関節破壊マーカーのMMP3とCRPが高くてもRF値は正常を示した例です。
・82歳女性、無薬、MMP3：269→163→81→155、RF：23→15→10→20、CRP最大値：3.49
・72歳女性、無薬、MMP3：86→92→125→55→40、RF：12→10→8→8→16、CRP最大値：9.31
・61歳女性、服薬中。MMP3：68→43、RF：8→3、CRP正常。

- 79歳女性、無薬、MMP3：220→214→137→53→55→46、
  RF：3→3→4→7→5→10、CRP最大値2.90
- 66歳女性、無薬→服薬、MMP3：346→1171→1064、
  RF：10→3→3、CRP最大値：13.79

しかし、MMP3が正常でも次例のように、別の関節破壊を表わすマーカーの抗CCP抗体（4.5未満が正常）のみ陽性という人も存在しますので、一つの検査値だけでは判断できないこともあります。組み合わせて判定したほうがいいでしょう。

　40代前半女性：CRP最大値0.33、無投薬。MMP3が25.7と正常だったので、別の日に抗CCP抗体を調べると150以上と出ました。RF値は120〜218と高めです。

5　神経難病・脳疾患後遺症

①　パーキンソン病関連疾患の
　　　チクチク治療について

　パーキンソン病関連疾患にはパーキンソニズムという振戦（振るえ）、筋固縮（固くなる）、動作緩慢（無動）、姿勢反射障害のいずれかの症状が見られます。その疾患にはパーキンソン病、進行性核上性麻痺などがあります。
　パーキンソン病はそのうちの最も多く見られる難病です。
　具体的な症状は、動作が遅い、腕の振りが少ない、すり足や小刻み歩行、すくむ、回れ右ができにくい、突進現象などが現れてきます。その上バランスを崩しやすくなり転ぶようになると、動作全般が極端に制限されるようになります。
　今までにパーキンソン病関連疾患以外に、薬剤性、脳血管性パーキンソニズムや、多系統萎縮症、脊髄小脳変性症、筋萎縮性側索硬化症などを併せて、受診者数は130名以上です。全て難病ですが、なかでもチクチク療法で改善のみられたパーキンソン病を中心に述べてみます。
治療ポイント：百会・脳・眼・鼻・口腔パートは必須。あとは上下肢症状（手の振戦や下肢の歩行障害）がある場合は、首・肩・腰・仙骨パートを追加します。

＊1　振戦について

　振るえは、四肢をブルブルと震わせることによって、体温の低下を防ごうとしているという説もあり（福田・安保先生）、私も同感です。
　ヤールゼロ[#]となった症例で、3名の患者の最終症状が振るえであったという経験から、これは固くなった筋肉をこれ以上固くさせまいとする脳中枢

からの防衛反応と見ると、むしろこれを取り除こうとするのは逆効果だと考えています。

#ヤールゼロとは重症度分類5段階のうちの症状がないというレベル

＊2　パーキンソン病のチクチク治療の経験

　パーキンソン病を100例チクチク治療したなかで、症状が消えた（ヤール0度）人の経験は7名あります（9名といいたいのですが、確実な例だけ後述します）。

　専門家の先生のなかには信用しない人もいると思われますが、それは当然です。かつて難病のパーキンソン病が治ったなどということはないのですから。

　しかし、たった1例の改善・治癒を信じる人と、何十人と証拠を揃えなければ信じない人では対応が異なってきます。それは医療者、患者を問いません。

　脳の副交感反応を導けば下垂体より内分泌反応が起こり、ホルモンが分泌されると想定しています。これは10年間の臨床現場での治療体験です。また追試してくれた医療者も存在します。

　こうした自然治癒力を生かした治療法があると信じる人と、信じない人とではその後の対応が異なります。これは直感というものかもしれません。

　ほかには、宗教で病気が治るという事実も受け止めねばなりません。私は「ルルドの奇跡」を信じたときから宗教も非常に大切な治療手段だと思い始めました。

　現代医学では説明できない何かがそこにはあります。「信ずるものは救われる」の言葉通りだと思っています。

　なお、ヤールゼロとなった患者の受診（施術）回数は、週に2〜3回の人が半数以上を占めていました。また発病2年以内に受診した人が殆どでした。

＊3　ヤール分類について

　これはパーキンソン病の重症度分類をいいます。簡単に要点だけ述べます。

0度　：無症状。
1度　：振戦が片側。固縮。動作が少し遅い。
1.5度：体幹の症状で首・肩の固縮。
2度　：両側の症状出現やバランスを崩しやすくなるがまだ転ばない。
2.5度：後方突進現象が出てくるがまだバランスとれる。
3度　：歩行障害や転ぶことが始まる。
4度　：立つ歩くことが困難になるが、介助なしでもかろうじて立てるし歩ける。部分的介助を要する段階。
5度　：介助なしでは生活できない。全面介助。支えがないと立てないし歩けない。

＊4　パーキンソン病未治療患者12名のチクチク治療分析

　ここではチクチク療法を始めた頃の、治療を受けていないし薬も飲んでいない12人について解説します（チクチク療法開始後2年までの経験です）。
　年齢は61歳から82歳、平均75.4歳、男性4名、女性8名でした。
特徴としては、高齢発症は振戦がない人が多いです（12例中3例しか振戦を認めなかった）。罹病期間の平均は約8か月で最高でも2年だった。比較的早く受診し、養生を守りチクチク療法を受けた人は、日常生活に殆ど介助を要しないレベル（生活機能障害第1度）にまで改善しています。

ストレスとの関係：

　ストレスのある生活（例えば夜勤の勤めなど）を続けていれば、チクチク療法を受けても回復を早めることは難しいでしょう。なぜなら、チクチク療法の最大の敵の1つは睡眠不足だからです。夜の22時から2時まではゴールデンタイムといって、体が修復再生を行う時間帯です。
　睡眠は自動車でいえばバッテリーに相当します。ガソリンがあっても（食べても）、バッテリーが切れれば（睡眠障害があれば）車は動きませんね（元気が湧いてきません）。

リンパ球状況：

リンパ球では比率の最低は14％台（1名）から最高は45％（1名）までと一定の傾向は見られませんでした。

治療中の患者では代償性リンパ球症（第Ⅴ章193ページから）というケースもありますので、この場合、リンパ球比率がよいからといっても参考になりません。リンパ球とリバウンド症状の関連を冷静な目で見極めることが大切になってきます。

＊5　未治療パーキンソン病患者が ヤールゼロ（Y-0）になった6例の分析

ヤールゼロに至るまでの期間と施術回数、通院期間、発病後受診までに要した期間（罹病期間といいます）です。

第1例目：

78歳女性、ヤールⅢ（Y-Ⅲ）→Y-0になるまで7か月間で86回施術（月平均で12回＝週平均で3回）。17か月間通院しトータル137回施術。罹病期間、約1年。

第2例目：

81歳女性、Y-Ⅲ→Y-0まで5か月間で68回施術（月13回＝週3回）。6か月半通院しトータル81回施術。罹病期間、約2年。

第3例目：

70歳男性、Y-Ⅲ→Y-0まで6か月間で37回施術（月6回＝1〜2回/週）。7か月半44回施術。途中、深部静脈血栓症で転院中断。罹病期間、約3か月。

第4例目：

55歳女性。県外から通院。Y-Ⅲ→Y-0まで7か月間。症状が消失したのと遠方ということで治療終了。合計8回施術。罹病期間、約1年。

第5例目：

70歳女性。Y-Ⅱ→Y-0まで4か月間で7回施術。通算21か月間36回施

術で卒業。罹病期間、推定1か月。

第6例目：
79歳女性。腰痛で来院。腰痛治療開始2週間後にパーキンソン病と診断。Y-Ⅰ→Y-0まで1か月間で9回施術。6か月間31回施術で卒業。罹病期間、推定1か月。この人は超早期診断で回復が早かったと推察されます。

この人たちに共通している点は、発病後チクチク治療を受けるまでの期間が2年以内と短かったことです。

すぐに服薬に頼るよりも、自然治癒力を生かす治療法を選択するほうが治癒への道が開けるとわかったのはこのときでした。

＊6　未治療パーキンソン病例、ヤールⅢからゼロとなった症例

先述第2例目の女性です。この人は来院1年前に受けたガンの手術後に杖歩行となり外出が困難になりました。

初診時、仮面様顔貌、小声、固縮、前方・後方突進現象、前屈み・小刻み歩行を認めましたが、振戦はありませんでした。ヤール分類は3度となります。

チクチク治療の2か月後には杖なし歩行となり遠方へ外出しています。突進現象は1か月以内に消失し、全症状は数か月で改善し、その後半年以上悪化は認めませんでした。リンパ球比率は初診時から最後まで正常リンパ球比率でした。

＊7　パーキンソン病既治療患者4名のチクチク治療分析

他病医院で治療中に当院を受診し、チクチク治療を開始したあと改善の早かった4例は、罹病期間が短ければ短いほど減薬から断薬が容易になっています。

その罹病期間は半年から3〜4年でした。当然のことながら、治療期間が短く服薬量が少ない人ほど改善しやすいといえます。

逆に治療期間が5年、10年、いやそれ以上と服薬量の多い人ほど改善へ

の道のりは険しく、その治療期間中にも受けるストレスの多寡で病状は大きく左右されることがわかりました。これは関節リウマチや膠原病とも一致します。

パーキンソン病は難病といえども、中脳黒質細胞が廃絶しているわけではなく、根気よくうまく抗パーキンソン病薬と併用しながら、QOL（生活の質）を落とさない程度で治療継続するのがベターではないかと考えます。

治療を受けなくても、顔もみや爪もみ、自己チク療法という手段もあります。

＊8　チクチク治療中に断薬してヤールゼロになった例

服薬をやめて改善した人の経過を見てみましょう。

この人は70代男性で、発病は受診する1年少し前。ある病院の脳外科で診断され、ドーパ剤3錠にシンメトレルやエフピー錠、合計7錠服用していました。

主訴は畳から立ち難い、言葉がすらすら出にくいという訴えでしたが、詳しく聞くと前屈み歩行が出てきて、緊張すると両手が震えるなどの症状がありました。

つまり服薬していても症状が進行中という状況でした。ヤール分類は3度と診断しました。

チクチク療法を開始して3か月で全ての薬を中止しました。そして7か月後に症状もなくなりました。その間45回のチクチク治療を受けています。その後の5か月間再発はありませんでした。

リンパ球比率は初診時16％台で、翌月34、2か月後30、4か月目は32、半年後30、10か月後は 41％でした。徐々に回復していっているのがわかります。

＊9　パーキンソン病治療の問題点

ここで述べたリンパ球状況の改善と症状の改善は比例していて、これら症

状が無くなったらリンパ球が正常化していることを確かめねばなりません。

　初診時にリンパ球比率が低下しているのはストレスが厳しい状況であり、今も病気は進行中の可能性があります。しかし、チクチク療法では、必ずしもその後の治りにくさとは比例しないように感じます。

　養生法としては、ストレスの原因を探し、まずそれを自覚することが優先課題です。次に明るく前向きに生きる、愚痴をこぼさないことなど、改善すべき点は多々あります。これらについては拙著『脳神経外科医が考案した超健康になる「顔もみ療法」』(マキノ出版刊)166ページの〈パーキンソン病の性格傾向の問題点と解決策〉をご参考にしてください。

＊10　パーキンソン病におけるチクチク療法の効果は？

　まず服薬中と服薬なしでは反応が違います。未治療の場合は問題なく反応してよくなりますが、薬でコントロールされている人はチクチク治療後の反応が乏しい人もあります。なぜなら投薬により、既に良好にコントロールされているので、それ以上の効果を実感することが少ないからです。

　従って、チクチク治療の効き目を体感することなく服薬を続けます。ところが、服薬しても効き目が乏しい(オフと表現します)人とか、年数を経てオフに突入している人、スクミが出ている人などには効果を現します。

　今まさにオフの状態でチクチク刺激をするとその場で改善するのを確かめられます。従って、服薬治療が効かなくなっている人には有効だと思います。

　このような場合は薬が効かなくなっているので、減薬して様子を伺いながら治療を受けるよう指導しています。

　また、私がチクチク療法を始めた初期の２年間と、それ以後、現在までの８年間の大きな違いは、チクチク治療回数でしたが、初期の頃は週に２〜３回も受けていた人が多い傾向でした。それで、明らかに改善効果は優れていたという印象です。

　今は、できるだけチクチク治療の回数を増やすことをお勧めしていますが、

実際の通院となると難しい問題が数多くあるので実現できていません。それで、期待できるのが自分でチクチクをする自己チク療法（前巻『自分でできるチクチク療法』を参照）です。今後の課題だと思っています。

＊11　チクチク療法を受けて症状が進行しないケースについて
──「症状安定型治癒」について──

　当クリニックには薬を飲まないで症状が停止、または軽減している患者さんが何例もいます。中にはヤールゼロになった例もあります（この節の＊5で解説しました）。

　また、発病後15年以上も経っているのに、未だに歩いている人が2人います。そのお2人はともに60代です。1人は男性で10年を超え、もう1人は女性で6年以上、チクチク療法を受けています。

　男性は抗コリン剤という薬を初めから1種類だけ服用していますが、最近まで他の抗パーキンソン病薬は服用していませんでした。当初ヤールⅢで受診しましたが、9年後の今は症状が幾分悪化しているものの、かろうじて自力で歩けています。このような状態が数年は続いていますが、病状は安定しています。

　他方、女性患者さんは薬を全く服用していません。6年前、最悪のヤールⅤで来院しましたが、今では少しの距離なら家でもクリニックでも自力で歩けるようになりました。この女性については、拙著『脳神経外科医が考案した超健康になる「顔もみ療法」』（マキノ出版刊）に解説しており、また体験談も載せてありますのでご参考にされるといいでしょう。

　そのほか、3年以上経過している人で薬を飲んでいない人も何名もいます。これらはどういう意味があるのでしょうか。

　筋委縮性側索硬化症（ALS）と呼ばれる神経難病があります。ALSを半世紀にわたってご研究された恩師の八瀬善郎先生が、次のような知見を発表されています（ALS IS NOT A FATAL DISEASE BUT IS RECOVERABLE. 邦

訳：難病解決への道：夜明け前）。

「ALSのような生存率の低い難病でも、進行が止まり自然停止状態になった症例が少なくなく、10年、20年以上も生存している患者さんが存在する。このような患者さんでも症状が改善したり呼吸器をつけずに生存したりする稀なケースがある。こうした経過で亡くなった人の神経病理像を見ると正常な神経細胞像を脱髄（変性）した所見の中に見ることがある」（2014年11月15日、第42回 臨床神経病理懇話会・特別講演より）

これはこの節の＊7で述べたように「パーキンソン病は難病といえども、中脳黒質細胞が廃絶しているわけではない」という私の仮説を後押ししてくれる所見だと思いました。つまり、完全に黒質細胞が廃絶しているわけではないのだから、その残存正常細胞を生かす手段を行使すれば進行停止も期待でき、発病から受診までの期間が短ければ短いほど＊5のようにヤールゼロになるような緩解例も期待できるのではないか、と考えました。

八瀬善郎先生のいうALSの症状が安定した状態で長生きされた例と、チクチク療法でパーキンソン病の症状が停止または改善していった人を比較したとき、非常によく似た経過だと感じました。

したがって、神経難病といえども症状安定型の治癒像を示すケースもあるということで神経難病の患者さんには夢と希望を与えられる話ではないかと考え、この項を設けました。

＊12　チクチク療法でよくならないケースにはどうするか？

よくならないケースも多いです。どういう場合かというと、ドーパミンを出せない状況、つまり交感神経優位で副交感神経機能が働かないときです。

具体的には、『自分でできるチクチク療法』（三和書籍刊）の食事療法の項で述べた不快な気分（嫌だな）に覆われているとき、つまりネガティブ思考になっているときです。マイナスな気分では分泌を司る副交感神経にスイッチが入りません。従って、ホルモンが出てくれません。

「不快」(嫌だな)で交感神経、「快」(好き)でその反対の状況が訪れるのですから「快」を感じる明るい気分に方向転換する必要があります。

その証拠に、パーキンソン病の患者さんに旅行に行くよう勧めると、ほぼ全員、よくなって帰ってきます。

この事実からも、明るい、楽しい、嬉しい、笑えるような気持ちのよいことができる環境作りが必要です。

ほかには愚痴(愁訴)の多い人も、いつも不快な感情(嫌だな)に支配されていますので、愚痴をいいたくなったらグッと我慢し、副交感神経を高める工夫をしてみましょう。

すぐにできる方法は、深呼吸や爪揉み・顔もみをしつつ、感謝の言葉を発することです。ほかにはお経を唱えるのも副交感反応を導きます。ナンマイダでも構いません。作り笑いでもいいでしょう。鏡でその自分の顔を見ても面白いと思います。音楽療法や足湯療法もいいですね。

そうした状況を作り、チクチク治療を受けると、効果を発揮しやすくなると思います。とにかく副交感神経の世界に導いてやればいいのです。

最近では、自分でチクチク療法を教えています。通院していない合間に自宅でしてもらいます。すでに当クリニックで指導していますが、今後の明るい展望です。

＊13　パーキンソン病の運動療法について

従来、リハビリ指導として医療機関では運動療法を勧めます。それは動けなくなるから、という予防的な理由からですが、患者さんは必死でリハビリに励みます。しかし、この必死さが逆効果を生む可能性があります。

パーキンソン病はドーパミン不足、またはドーパミンが上手く使われないので発病していますが、このドーパミンを、最も動きたいときに使えるよう温存すべきだと私は考えています。

チクチク刺激をするとまばたきの少なさやスクミなどの運動症状が施術直

後に改善するのを見てきました。つまり、まばたき一つにもドーパミンが関与していることが窺えます。ですからリハビリでドーパミンを消耗しない程度にトレーニングすることを提案します。

② 脳卒中後遺症例のチクチク治療について

　脳梗塞、脳出血、くも膜下出血など脳血管障害によって失われる機能にはさまざまなものがあります。この後遺症に対して種々のリハビリが行われます。
　しかし、残念ながら機能を回復するのは難しいようです。ここではチクチク療法が役立った経験を簡単に述べます。
治療ポイント：基本パートは百会・脳・眼・鼻・口腔パート。あとは上下肢の半身麻痺・痺れがあるときは、それぞれの首・肩、腰、仙骨パートを痛圧刺激します。

＊1　片麻痺

　はっきりいって完全に元通りになるということは困難です。しかし、脳科学者ラマチャンドラン博士の考案したミラー（鏡）療法（『脳の中の幽霊』角川書店刊）は素晴らしい治療法です。これで改善した患者さんがいます。
　鏡をついたてにして鏡の中を覗き込み、鏡に映る動く手が、反対側の動いていない患側の手が動いているかのように脳を錯覚させる手法です。これは幻視痛治療に使う方法です。
　ほかには、前巻『自分でできるチクチク療法』で述べた指根っこ回しです。指はホムンクルス絵図（前巻にも掲載）でも指摘したように運動・感覚中枢のなかで大きな面積を占めています。従って、この指を使って脳を活性化するのです。
　八瀬善郎先生の論文に胡桃（くるみ）を使って寝たきりを脱し、歩けたALSの女性がいたとの記述がありました。ぜひ試みてみましょう。

治療ポイント：まず上下肢のデルマトームを含んでいる首・肩・腰・仙骨パートを痛圧刺激します。次いで、手の拘縮指などは正中神経・尺骨神経と拘縮指の神経走行部位にも痛圧刺激を加えます。

＊2　失語症

言葉の出にくい後遺症の1つである失語症の患者さん3名は、言語療法に通っていました。しかし、変わりはありませんでした。ところが、チクチク療法開始と共に発語が増え、しゃべり出したのです。

ある人は施術8か月の間に「おはようございます」以外にも簡単な言葉までいえるようになりました。他の2例は、施術後より言葉を発しはじめ、聞き取りにくいながらも簡単な会話ができるところまで改善しました。

それ以上は無理かも知れませんが、患者さんとコミュニケートできたことは大きな収穫でした。

治療ポイント：基本パートは百会・脳・眼・鼻・口腔パートです。

＊3　構音障害

ロレツが回らない障害です。私は「ルリモハリモテラセバヒカル」をいってもらいます。多くは苦労します。

ところが、そのような例でも、顔をチクチク刺激するとほとんどの例で、脳卒中に限らず、脳性まひ後や神経変性疾患でも、即座に改善し有効でした。

治療は反射を利用する手技なので、その場で確認できます。これは脳疾患全ての患者さんにいえます。自宅では、「ルリモハリモテラセバヒカル」をいう訓練をしましょう。

ホムンクルスの絵図でも、口唇、顎、舌は大きな面積を有しています。これも末梢刺激から脳を活性化させることができます。

治療ポイント：基本パートのうち顔のパートは必須です。

＊4　尿便失禁

尿便の問題です。寝たきりの患者さんでは、チクチク療法は排泄間隔の延長が認められ、付き添う人の大きな助けとなりました。また、尿が間に合わず出てしまう切迫性尿失禁も改善しました（下の体験談）。

他に、脳疾患ではありませんが、胸部大動脈瘤の術後で脊髄性下半身対麻痺に伴う膀胱直腸障害のため、導尿を日夜3時間毎に繰り返していた男性は、施術後、夜間4、5時間に延び介護する人の救いになりました。

治療ポイント：仙骨パートは必須です。

＊5　強制泣き現象

勝手に泣き出す強制泣き現象という症状があります。これもご本人にとって、大変辛いものであったようです。しかしこれもチクチク療法を行ったところ、早期に治ってしまい、非常に喜ばれました。

治療ポイント：基本パートは百会・脳・眼・鼻・口腔パートです。

脳梗塞後遺症例体験談、強制泣き現象ほか：

（74歳 女性）

〈症例説明〉
この女性は脳梗塞のあとロレツが回りにくい、すぐ泣いてしまう、尿失禁などの後遺症で長年苦しんできました。また来院する2年前から大腿を持ち上げることが困難、ほかに骨粗鬆症や数メートルしか歩けない間欠性跛行などもありました。それが3か月半17回チクチク療法を受けて改善しました。

〈体験談〉
私が脳梗塞になったのは30年前のことです。朝起きてみると両方の手がだるくて何もできません。娘が来てくれて食事の支度をしているのを見て、大根や芋の炊き方が私の頭の中から消えてしまったのです。
その後、いくつもの病院を回っても脳梗塞の後遺症は治りませんでした。

そんな時に長田先生のことを思い出してお世話になってみました。最初に、右足が上がらなかったのが一回目で上がるようになりました（筆者注：大腿神経ニューロパシーで大腿挙上不可能だった）。これにはびっくりしました。

それから10歩くらいしか歩けなかったのが、200〜300歩ほど歩くようになりました（注：間欠性跛行のこと）。

言葉も上手にいえるようになりました（注：構音障害のこと。「ルリモハリモテラセバヒカル」という言葉が一回の施術でいえたこと）。

娘と電話してもすぐ泣いてしまいました（注：強制失泣現象のこと）が、それも2回目にはなくなりました。

おしっこも20分くらいしか持ちませんでした。おしっこと思ったら何度もズボンまで濡らしていましたが（注：尿失禁）、これも2回目が終わる頃には治っていました。目も見えにくくなっていましたが先生のお蔭でだいぶんよくなりました。もっと早く見てもらっていればよかったのにと思っています。本当に本当に長田先生有難うございました。

③ 脊髄小脳変性症（SCD）、筋萎縮性側索硬化症（ALS）のチクチク治療について

　SCDとALSは脳脊髄神経系の難病疾患で現在のところ、治療薬はありません。

　今までにチクチク療法の症例数はALSで3名、SCDで7名でした。残念ながら、チクチク療法で症状の回復を見た例はありません。その理由は、繰り返し述べた病理学的非可逆性病変のためです。しかし、そのなかでも症状が停止していると思えるSCDの患者さんの経過のみ掲載します（100ページの症状安定型治療に相当）。

＊脊髄小脳変性症例

　この女性は、50代で発病し現在まで13年経過していますが、抱えられて

まだ自分の脚で歩いています。歩けないのが失調症ですが、その進行が停止していると考えられるのです。
　当クリニックを受診してから、7年になろうとしますがチクチク療法がよかったのかどうかはっきりとはいえません。しかし、この7年もの間に従来ならもっと進行していたはず、と考えられるのです。
　担当病院の主治医が「どうして進行しないのだろう」と漏らすほど、この3年間は悪化していませんでした。そして、5年ぶりで撮ったMRIも悪化していませんでした。今まで何度も何度も主治医に不思議がられてきました。
　その理由は、患者さんの明るさと前向きな姿勢がそうさせたと、私は思っています。例えば、これほどの難病なのに「治ったらどうしよう」と笑いながらいうのです。私はこの姿に頭が下がります。夢とか、希望を失っていないのです。感謝の気持ちが強く、信仰もして祈りの中で生きています。
　しかし、最初はそうではありませんでした。初めの頃は不安・緊張・焦りがあったので、私はプラス思考への転換の話や、仏の「一日一生」の話や、希望とか夢の話を随分しました。
　そうすると、治療が進むにつれ、それらの話を素直に受け入れる心の変化が起きてきました。そして、その当時の暗さを、笑いとともに吹き飛ばす明るさを持ち合わせるようになったのです。
　私は、この患者さんから、絶望せず希望を持って生きるという前向きな心が病気の進行を止めるのだな、と教えられました。この人の前向きな気持ちは、この女性を支えてくれる夫への愛情にあると見ています。「お父さんのために生きたい」といった言葉が忘れられません。進行性の病気でも症状進行を停止できるという希望を失わずに私は施術にあたっています。
治療ポイント：百会・脳・眼・鼻・口腔パート、全脊椎の8分割髄節パート全部（首・肩を含む督脈）。

④　神経線維腫１型（レックリングハウゼン病）例のチクチク治療

　カフェ・オ・レ班（うす茶色いしみ）と神経線維腫（皮膚にできる小さいイボのような腫瘤）がみられる病気です。

　こうした難病の病気でもチクチク療法に反応しています。写真で比較しますと、チクチク療法２か月後で背中の線維腫が減っていたのです。

　さらに驚いたのは、その後１年間チクチク療法をせずに、ベジタリアンに近い食事のみで線維腫の数がさらに減っていたことと、残った線維腫のサイズも小さくなっていました。ダイエットによってこれだけの変化がもたらされるのなら、チクチク療法とダイエットを並行すればもっとよい結果が得られるのではと期待しています。

治療ポイント：百会・脳・眼・鼻・口腔パート、全脊椎の８分割髄節パート全部（首・肩を含む督脈）。

⑤　脳性麻痺後アテトーゼ例のチクチク治療

　アテトーゼとは先天性原因で発症し、一側または両側の四肢や顔面に見られる不随意運動で、大脳深部の基底核に病変があるとされます。脳性麻痺は受精から出生前後の種々の原因で生じた脳損傷によって引き起こされる運動機能の障害を指す症候群です。

　この女性のアテトーゼ症状はチクチク療法開始直後から改善が見られました。

　施術を進めるにつれ、顔や顎や腕の不随意運動が減り、じっとしているときにはかなりの改善が見られました。しかし、悪化する要因も判明しました。

　それは精神的なストレスと、同じ姿勢の継続による緊張でした。この緊張緩和にはチクチク刺激は有効でした。

　その結果は、治療開始５か月後には精神安定剤２種類５錠を１種類１錠ま

で減らすことができたのです。これだけでも筋緊張が緩和されたことがうかがえます。

約2年近く通院しましたが、治療が遠ざかると（月に1回）次第に症状は思わしくなくなってきました。よかった頃は1年間で59回も施術を受けていますから、相当頑張ったことがうかがえます。

こういった難病に対する今後の課題は、自己チク療法などの家庭療法を教えることで、少しでも患者さんが楽になることができれば、と考えています。
治療ポイント：百会・脳・眼・鼻・口腔パート、全脊椎の8分割髄節パート全部（首・肩を含む督脈）。

⑥ 痙性斜頸、チクチク治療4例

この病気は自分の意思に反して首の筋肉が緊張し、一方向に首が傾き捻れる発作をくり返し起こす病気です。首の筋肉が硬直する、あるいは間欠性に痙攣し収縮する、ということで局所性ジストニアという病名がついています。

こうした患者さんを今までに4名ほどチクチク治療しましたが、直後に少しいいかなという程度で改善の手応えはありませんでした。

そのなかで、ある一方向ばかり向いてする仕事の人が2名いました。その1人の中年男性は、数年以上の罹患歴があり、大学病院に通院していました。職業はドライバーで、症状は運転中に突然出現しました。それは、手で押し戻さないと真っ直ぐ向けないくらいのものでした。

診察では左の胸鎖乳突筋の萎縮が見られ、顔も左に向いています。この胸鎖乳突筋萎縮は他の患者でも認めています。

すぐに顔と頭、そして首と胸鎖乳突筋にチクチク刺激しました。すると、そのあとまっすぐに向いて写真を撮ることができました。そして、意識を反対の右に向けるよう指示したところ、いくぶん改善の兆しが見え、3週間後には胸鎖乳突筋も筋腹が少し現れてきましたが、残念ながら治療中断とな

りました。今では、家庭療法である首の等尺性運動（『自分でできるチクチク療法』参照）を、通院中の2人の患者さんに教えていますが、よい手応えを感じています。

　この胸鎖乳突筋萎縮と一方向に向けてする仕事や動作。ここに何かヒントが隠されているように思いますが、首にかかるストレスが誘引かも知れません。

治療ポイント：百会・脳・眼・鼻・口腔パート、首・肩パートに胸鎖乳突筋ポイント。

6 泌尿生殖器疾患

① 泌尿器、生殖器疾患のチクチク治療について

　腎臓、尿管、膀胱、尿道、前立腺、子宮、卵巣などの臓器に問題を抱えている人を対象にチクチク療法を行います。多くは骨盤腔内にある臓器です。

　精神的ストレスから病を発症させている場合は、まず頭や顔をチクチク刺激します。そして、仙椎にある治療パートをチクチク刺激します。たったこれだけです。複雑な治療ポイントを探す必要はありません。

　そして、できるだけ薬の服用を減らす工夫をします。その病気の代表が腎不全です。安保免疫学では利尿剤の使用を戒めていますが、私もその教えに従いよい結果を得ています。幾例もの腎機能低下が利尿剤の減薬・中止で改善していきました。利尿剤の慢性的使用は避けるべきと考えています。では腎機能低下が改善した人の経過を述べてみます。

治療ポイント：上記説明の通り、百会・脳・眼・鼻・口腔パートに仙骨パート。子宮・卵巣は肝胃・腰パートも加えます。

＊1　腎不全のチクチク治療、透析回避例

　将来人工透析を予測されていた患者さんです。この70代男性は、古くは下垂体腫瘍の手術後脳梗塞となり、その後、心筋梗塞を患い、利尿剤2種類、高血圧の薬、抗狭心症薬、下垂体腺腫術後の薬、高脂血症の薬、アスピリンなど多種類の薬を服用していました。

　来院する半年前に、肺に水が溜まり、入院し治療を受けてから、腎機能が悪化し始めました。この時のクレアチニンは1.9でした。しかし、利尿剤を飲むと具合が悪く、ふらつく、歩けない、疲れる、食欲がない、などの訴えで入院を勧められましたが、拒否していました。

その間、腎機能の指標であるクレアチニン（正常値：男性0.6から1.15まで、女性0.45〜0.85まで）は悪化の一途を辿り、受診する24日前のクレアチニンは3.7で尿素窒素は100となり、担当医から人工透析を予告されていました。尿酸値も10.2と異常に上昇中でした。
　そこで、当院受診中の患者さんに当クリニックを紹介され来院しました。
　初診時、私は安保先生の本にある透析のグラフと利尿剤の害を説明し、利尿剤（ラシックス60mg／日）をやめてもらい、チクチク療法を開始しました。
　すると5日後の2度目の来院までに尿がよく出て、ムクミも改善し、全てに元気になっていたのです。そのうえ、失語症も改善し、奥さんと会話もしています。
　その2度目の再診時のクレアチニンは5.1にまで急上昇していましたが、チクチク治療を受け続けると、2.1まで低下し続けました。
　尿素窒素も136をピークに低下し続け36まで減少しました。尿酸値も12.9がピークで6.0まで減少したため、尿酸値を下げる薬のアロプリノールを休止しました。電解質のNa/Clは、一時129/87まで低下しましたが、正常化しました。
　このように、たった一種類の利尿剤の中止で透析を免れたのです。安保免疫学を信じていなければ、利尿剤の中断を決断できなかった経験でした。

＊2　利尿剤をやめて腎機能が改善した例

　利尿剤を減薬・断薬してクレアチニン値（Cr）が改善した人はたくさんいます。そのなかで、今までに経験した早期改善例を掲載します。
　82歳女性：二種類の利尿剤をやめて、Cr：1.38→0.98と2か月で正常までもう少しとなりました。
　88歳男性：二種類の利尿剤を一つ減薬して、Cr：1.81→1.60、さらに全断薬して3か月で1.32まで改善し、その後1.23まで低下しました。
　86歳女性：2種類の利尿剤を半分に減らして1か月後、Cr：1.47→0.90と正常一歩前まで低下し、尿素窒素も38.4→28.6と減りました。

② 尿失禁のチクチク治療について

　これは、当人および家族にとっても、頭を悩ます病態だろうと思います。意思に反して尿が漏れたり、間に合わなかったりと苦しんでいるようです。外出も思うようにできなくなります。このような症状が改善するとなると、介護者やそうした不安に怯えていた患者さんにはどれほどの助けになるでしょうか。

　さて家庭療法では、下記の報告をした頃には教えていなかった「尻すぼめ運動」という肛門括約筋をすぼめる運動が効果的です。簡単ですからぜひ試みて下さい。

　以下にチクチク療法により喜ばれた人たちの報告をまとめました。

治療ポイント：百会・脳・眼・鼻・口腔パート。仙骨パートは必須。

＊1　尿失禁改善7例の分析

　年齢は50代1人、60代1人、70代4人、80代1人の計7人です。

　疾患名は、脳梗塞後遺症（うち1人は小脳梗塞）4名、神経難病1名、膝痛1名、記銘力減退（健忘症）が1名でした。性別は男性3人、女性4人でした。

　チクチク療法開始後、何回で効果を実感してもらえたかですが、初回では4名います。ついで3回目が1人、2か月以上が2人でした。

　改善に関する内容は以下の通りです。

　治った人が1人、1日5回の尿漏れがゼロになった人が1人、紙オムツがいらなくなった人が1人、夜間尿漏れが3回から1回になった人が1人という報告でした。

　脳梗塞後の2人は尿失禁の時間が延長し、1人は尿意がいえるようになり、もう1人は週に1回くらいの軽い失敗で済むようになりました。

　排便の訴えでは2人の脳梗塞後の患者に効果があり、その1人は内服と浣腸なしでは出なかったのが、9回施術後、内服のみで自然排便が起こりました。

また、開胸術後1年8か月間、脊髄性下半身対麻痺による膀胱直腸障害のため、導尿を日夜3時間毎に繰り返していた人は、施術後、夜間4～5時間に延びました。これなども介助者の助けになると考えています。

＊2　尿失禁、チクチク治療2例
第1例目：
　ある年配女性が、肩関節周囲炎の治療で来院しました。このとき3年前の脳梗塞後より尿便失禁で困っているという話を聞きました。

　しかし、施術を2か月続けても変わりがなく、半ば諦めかけていました。10週間目の14度目の来院のとき、排尿間隔の延長、またベッドから降りて立った瞬間の尿漏れがなくなったというのです。その後も順調に推移しました。

　この人のように、たとえ高齢であっても諦めるという考えは持ってはいけないと、ここでも自分を戒めました。

第2例目：
　梨状筋症候群を治療していた70歳前の女性が、4か月目の診察のとき、尿失禁がなくなったと打ち明けてくれました。

　尿失禁のために治療をしていたわけではありませんが、同じ治療パートである腰・仙骨パートの治療点をチクチク刺激してよくなったのです。これなどもデルマトーム理論を裏付ける結果だと思います。今までは、下着を下ろす間もなく漏れていましたが、それがなくなりました。

③　前立腺肥大例のチクチク治療

　この病気は既に内科、泌尿器科へ通院中の人が、別の病気で来院し、その治療のついでに改善したものです。その例数は4名です。全て70歳前後です。全員いずれも各種薬剤を処方されていましたが、前立腺肥大の治療薬は断薬

しました。

4例のリンパ球比率推移は次のようでした。
- 第1例は半年後に断薬できました。内服、吸入、外用剤など併せて14種類の薬を処方されていました。そのリンパ球比率の推移は32→28→33→36→31%（7か月間）でした。
- 第2例37→23→18→29→37%（5か月間）。
- 第3例32→27→24→35→22→25→29→34→31%（1年3か月間）でした。

この3例に共通に見られた所見は、初診最悪時に正常または正常に近いリンパ球比率を呈していたことです。その後リバウンドを経て正常に復帰しています。

この初診時の正常リンパ球比率は第V章第2節で説明する代償性リンパ球症です。
- 第4例は泌尿器科に長年通院中でしたが、70歳で断薬し改善しました。リンパ球比率は初診時34%、ついで25%台でした。

では第1例のリバウンドが28%台とあまり低くならなかったのはなぜでしょうか？　それは泌尿器科の薬をやめても、それ以外の薬がまだ10種類以上あったからです。これは、薬の影響で真のリンパ球の状況が反映されていない、つまり、まだ代償性リンパ球症が継続されているから、と推察しています。

では、第3例のアップダウンする不安定なリンパ球比率は何を意味しているのでしょうか？　この人は10年の間に前立腺手術、肺ガン手術をしており、それらは交感神経緊張（ストレス）状態が継続し、断薬後も、未だに精神的、肉体的ストレスが自律神経を動揺させているのではないかと推察します。

治療ポイント：百会・脳・眼・鼻・口腔パート。仙骨パートは必須。

④ 夜間頻尿、チクチク治療39例の分析

　拙著『無血刺絡の臨床』(三和書籍刊) の中での神経性頻尿31例、前立腺肥大6例、尿失禁1例、神経因性膀胱1例などの合計39例の成績を引用すると、夜間尿回数が2回以下になった、正常に戻ったという人を著効と判定していますが、31例 (79.5%) が著効となっています。

　この治療も多くは、他の疾患の治療のついでに施術したものです。

　著効31例中13例がリンパ球比率30%以下でした。うち20%以下が7例と、かなり厳しい状況でスタートしていました。

　この7例の主病名は、アルコール依存症、ラシックス (利尿薬) &ワーファリン (抗凝固薬) 内服例、両側膝関節症手術後例、関節リウマチ例、アルコール依存症と異型狭心症例、シェーグレン症候群例、アルコール依存症と肩関節脱臼手術待機例、腰椎ヘルニヤ術後例となっていました。精神的ストレス、身体的ストレス、薬物依存ストレスが窺える状況といえないでしょうか。

治療ポイント：百会・脳・眼・鼻・口腔パート。仙骨パートは必須。

仙骨パート

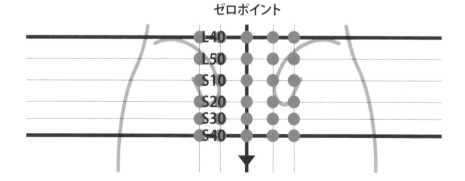

7 精神科・自律神経系

精神科疾患、自律神経失調症のチクチク治療について

　ずいぶん多くの、そして訴えの多彩な患者さんを診てきました。現代医療では心の病は医療機関では精神安定剤を処方するのが定番です。

　なぜなら、多くの押しかける患者さんを前に、いちいち訴えを聞いてカウンセリングするのは手間ひまがかかるうえ、割に合わないからです。処方箋を出せば比較的簡単に、多くの患者さんをこなすことができます。

　しかし、私は10年間、精神安定剤を全く処方せず治療してきました。そして、減薬、断薬に導き、本来の姿を取り戻せるお手伝いをしてきました。

　とはいっても、チクチク療法だけで治せるわけではありません。それでよくなる人もいますが、1回の診療時間は限られていますので、日にちをかけて、考え方を改めていってもらうのです。

　森田療法でいうところの神経質症の患者さんは手こずりますが、一旦理解すると素晴らしい回復を見せます。不眠症、うつ病、パニック障害、摂食障害、慢性疲労症候群、体温調節異常、その他を経験しました。

　チクチク療法は心と体をつなぐ治療をうたっていますが、それには、心の病に至った原因から話し合い、解決する手立てがないかを患者さんと共に考えていきます。原因は家族内の問題が多いように思います。

　たとえ打ち明けられなくてもヒントを与えます。若い青少年の病気は親子関係に問題を抱えているように感じます。

　このような精神に問題を抱えている病気は、宗教的解決法が優れています。多くの患者さんがどれほど信仰で治ったか、それは実績が物語っています。

　東洋医学では心身一如、仏教の世界では色心不二という言葉がそれを物語っていて、「心に想念することは体に現れる」といい、「気は病い」とも書き

ます。こういった教えも活用しています。
治療ポイント：百会・脳・眼・鼻・口腔パート。

＊1　慢性疲労症候群例

　この50代前半の女性は、受診する3〜4年前に、疲れやすい、手首などの関節が痛い、微熱が続く、という訴えで某大学病院を受診し、慢性疲労症候群と診断されました。治す薬もないため苦しんでいましたが、当院へ通院している患者さんの紹介で来ました。

　初診時、疲れやすい、右手首の痛み、疲れると痛みが出る、花粉症・じんましん・喘息などのアレルギー、常時眠たいなどの訴えがありました。

　早速、チクチク療法を開始して2週間で元気になり、外へ出かけられたと報告を受けました。その後、耳鳴り、ギックリ腰、足趾の痛み、などを経験しましたが、数か月後には元気になり、半年後には顔もみが花粉症に効果があることなどを実感して報告してくれました。

　その後、ヒーヒーという気管支喘息も起こらず、花粉症も軽くて済むなどしました。初診から7年の間に、梨状筋症候群が出たりしました（半年で治癒）が、今では食事に注意していて、悪いところはなく元気で過ごしています。
治療ポイント：百会・脳・眼・鼻・口腔パート。

＊2　不眠症のチクチク治療経験について

　不眠症例も多数診てきました。服薬していた多くの人が減薬・断薬できました。チクチク療法の効果は次の事実で窺えます。

　施術中に眠気を催したり、あくびを連発する人もいます。また、施術後、電車で帰る途中や自動車内で熟睡した人、施術当日の夜、よく眠れたという人も大勢います。もちろん、個人差はあります。しかし、睡眠薬をやめることができた人は数え切れません。

　初期の2年間のデータを『無血刺絡の臨床』（三和書籍刊）から拾ってき

ますと、80症例のうち休薬・減薬・断薬・熟睡できた人は98％に認められました。

これは、その後の8年間で、少し比率の変動はあると思いますが、最もはっきりと効果が現れる疾患だと思っています。

治療ポイント：百会・脳・眼・鼻・口腔パート。

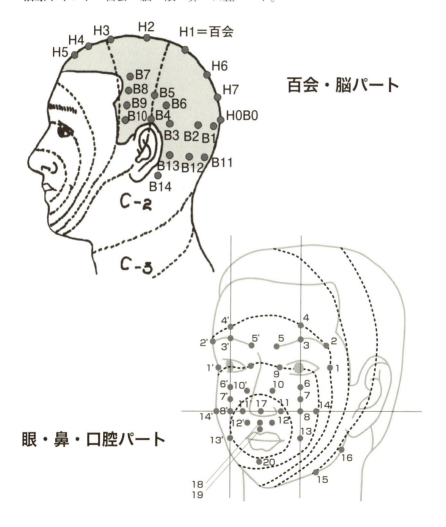

8 耳・鼻・口腔疾患

耳鼻科疾患のチクチク治療について

　アレルギー性鼻炎、慢性蓄膿症、口の痺れほか、嗅覚異常、耳鳴り、難聴、睡眠時無呼吸症候群などがこの項に入ります。

　初期の頃の2年間では、歯・口唇・鼻の疾患33例では改善・著効率は9割となっています（拙著『無血刺絡の臨床』より）。

　当院に来院した殆どの人は、治らないと諦めていましたが、チクチク療法は多くの人に合ったようです。それで私はこの部位の治療が好きになりました。

　また、花粉症にも速攻効果を表わしますので、チクチク刺激するその場で効果を確認することができます。

　ほかには、妊娠中で抗生物質を飲めない慢性蓄膿症の女性がいましたが、過去2回の妊娠中では蓄膿で苦しんでいました。それもたった3回チクチク治療しただけで、耳鼻科では蓄膿所見が改善しているといわれました。

　これらの疾患は、多くが専門科を受診していますので、あくまでその治療のお手伝いという観点で対応しています。では苦しんでいる病気を4つご紹介しましょう。

治療ポイント：百会・脳・眼・鼻・口腔パート。

＊1　嗅覚脱失、チクチク治療2例
第1例目：

　この80代の男性は、40年来の嗅覚脱失（全く臭わない）状態で来院しました。ほかに両側の耳が遠い、白内障があるなども訴えていました。

　顔面と耳のチクチク療法を開始しました。わずか、3週間後には「においが戻ってきたかな〜」という返事をもらいました。と同時に耳の聞こえも多

少回復したとのことでした。7か月後には「特に悩みはなし」とまでいっています。

結局、9か月過ぎて治療は中断になるのですが、耳の遠さは、音は聞こえるが分析できないというところまで回復しました。

第2例目：
　この女性は1年半前ににおいがわからなくなり、途中治った時期もありましたが、半年前に風邪を引いたあと、においが再びわからなくなったということで来院しました。

　鼻パートのチクチク療法を始めて2週間後、少しにおいがするといい、2か月後より週1回から2週に1回に減らしたチクチク治療を受け、半年間通院して以下のような順序でにおいが回復していきました。

　フッとわかる→タバコのにおい→わかる範囲が拡大している→ほうじ茶のにおい→炊いているにおい→たけのこのにおい等々、わかる範囲が徐々に増えていき、喜んでくれました。

＊2　耳鳴り例
　この70代女性は10年来の片側性の耳鳴り（ジー）と不眠症で苦しんでいました。聞こえも悪くなっていました。

　早速、患側耳へのチクチク療法を始めました。初回の施術で、よく眠れましたとの報告を受けました。

　しかし、2週間に1回の施術を1年経過しても変化ありませんでした。それでも耳もみは続けていました。

　そして、1年3か月後には「患側耳が聞こえる時がある」、2年後に「たまに寝ていて耳鳴りが無いときがある」といってくれました。同時に、飛蚊症も消えたとのことです。3年経って、「夜中に治ったかと思うときがある」といっていましたが、日中は出るとのことでした。

このようにゆっくりとでも改善していきました。その後は、月に1回の通院に減らしました。このように、もっとよくなる日が来ると希望を持って治療を受ければ、時間はかかるが報われると痛感したケースでした。

治療ポイント：百会・脳・眼・鼻・口腔パート。耳パートは必須。

＊3　嗄声例と失声例

しわがれ声の女性と、声が出ないという男性の治療経験です。

ともに脱水所見がありました。それは血液検査で、尿素窒素（BUN）が正常を超えていたからです。それで、朝の食事を水分豊富なフルーツに変更してもらいました。

また、足を冷やさない工夫が要ります。足が冷えるとのどに悪さをするからです。従って、足湯とか、厚手の靴下や2枚履きをするなどの工夫も要ります。

嗄声例：

この女性は、カラオケへ行ってから声が変になって痛くなり、その後、しわがれ声になってきたとのことで来院しました。

以前にも同じ症状が出て声が出にくくなったことがありました。耳鼻科で声帯の炎症を指摘されました。しかし、2か月間の吸入治療でもよくなりませんでした。同時に、3週間ほど前から耳鳴りが出てきました。

チクチク療法開始1か月後、耳鳴りはよくなりました。7週間後よりしわがれ声はましになってきて、半年後に正常に戻り、あと1年以上再発はありませんでした。

失声例：

この男性も、3～4年前からしわがれ声になり、いったん治ったあと、2年後の風邪のあとから再び声が出にくくなりました。その後も変わらないため、大病院の精密検査を受けましたが異常はない、とのことでした。紹介で来院しました。

初回チクチク治療のあと、少ししてからハスキーだった声が消えかかりました。1週間後の来院で会話がスムーズにできました。ただ、朝一番の声が出にくいけれども、出始めたらよくなるとのことでした。

　17日後、ややハスキーですが大きな声が出ています。ところが3週間後、治療が空いて再び声が出にくくなり再診しました。しかし、チクチク治療ですぐによくなり、2か月後、大きな声が出るようになりました。半年後9割方よくなり、1年後卒業となりました。

　悪くなった要因にクーラーと脚の冷えが考えられました。水分補給も兼ねて朝の食事をフルーツに変えたところ、以前はのどがカラカラだったのに感じなくなってきたといい、脱水予防と脚の保温が大事だと知らされた症例です。

治療ポイント：百会・脳・眼・鼻・口腔パート。のどパートは必須。

＊4　睡眠時無呼吸症候群、チクチク治療2例

第1例目：

　この40代男性は睡眠時無呼吸症候群とアレルギー性鼻炎を併発していました。この人のチクチク治療に対する反応は素早いものでした。

　施術して6日後、3回目の受診ですが、奥さんが「ガーという音はなくなっているしイビキも減っています」と教えてくれました。ご本人は自覚がありませんが、奥さんがいうのですから本物です。

　そして、早期に改善が見られて約10か月後には無呼吸症状は改善され、CPAPというマスクがなくてもいけるようになりました。

　ちなみに施術回数は10か月で26回受け、体重も約17kg減量しています。鼻炎もよくなりました。改善の要因は体重減少もその1つと考えられます。

第2例目：

　この人は50代男性です。過体重があり、第1例と同じくアレルギー性鼻

炎もありました。CPAPマスクを装着しています。

　この人の場合、4か月目、9回目の来院で鼻の調子がよくなってきていると報告がありました。そのときはCPAPをまだ着けていましたが、既に約16kg近く減量していました。そして、その1か月後にはCPAPを外しても問題ないし、同時にシーズン盛りの花粉症も出ませんでした、と報告してくれました。

　7か月過ぎには20kg減量を果たしています。その後の2年半、順調に問題なく過ごせました。やはり体重管理が重要だったといえそうです。

治療ポイント：百会・脳・眼・鼻・口腔パート。のどパートも加えてよいでしょう。

9　ガン

ガンにおけるチクチク治療について

　今までチクチク療法で225例の治療を行う機会がありました。

　しかし、多くの患者さんは抗ガン剤との併用で来られるため、どうしてもチクチク治療の効果を発揮することが難しい状況となっています。

　なぜなら、副交感反応を導いて免疫力を上げるのに、その反対の交感神経刺激剤である抗ガン剤を使うからです。

　「ストレスが病を作る」というのが福田 - 安保理論ですから、さらに交感神経緊張を強いる薬はさらにストレスの上乗せとなります。

　そういうことで、薬をやめてチクチク治療に専念してくれたステージ4以外の患者さんは無難に切り抜けていってくれたと思いますが、残念ながらステージ4のガン症例を治した経験はありません。

　亡くなった患者さんは全て進行末期ガンであり、もう既に治療を受け、治療する手立てが無いという状況で来院しています。

　また、上手くいきそうに見えても抗ガン剤や手術に戻って死期を早めた人がいたのも悲しいことです。現代医学の無力さをいやでも実感してきました。

　なお、今までに治療経験のあるガン病名は次の通りです。

　舌ガン、胃ガン、大腸ガン、GIST、肝ガン、膵臓ガン、白血病、悪性リンパ腫、膀胱ガン、肺ガン、縦隔腫瘍、咽頭ガン、乳ガン、甲状腺ガン、卵巣ガン、子宮ガン、子宮頚ガン、前立腺ガン、軟骨肉腫、皮膚ガンなどです。これらのガン治療は、回復のお手伝いができた例もありますが、私としては、まだまだ納得のいくものではありません。

　力及ばず亡くなった人は知っているだけで20名以上、いや、もっとそれ以上はいます。末期進行ガンはやはりチクチク療法だけで治せるものではあ

りません。

　しかし、その末期進行ガンでも、一時的にせよ元気を取り戻せた患者さんもあれば、手遅れとされた患者さんの延命が果たせた人もあります。

　1か月や2か月延命しただけなら自慢できませんが、亡くなった人が最後の最後までチクチク治療を受けに来られて、静かな死を迎えることができたことは治療者として幸せです。

　その人たちの死を無駄にしないよう、少しでもよくなるお手伝いをし続けなければなりません。それには何が足りなかったかを検証し、そしてそれを糧に養生法を確立していくことが急務だと思っています。

治療ポイント：
　共通の必須治療ポイント：
　百会・脳・眼・鼻・口腔パート。
　乳ガン・肺ガン・縦隔腫瘍：
　背パート。
　骨盤内ガン：
　仙骨パート。子宮・卵巣は肝胃・腰パートも。
　腹部内臓ガン：
　背・肝胃パートを追加施術します。
　皮膚ガン・骨ガン：
　病変のあるデルマトーム高位を推定し、そのゼロポイント（督脈）を痛圧刺激したあと、病変周囲にも痛圧刺激を加えます。
　白血病・悪性リンパ腫：
　全身病なのでゼロポイント（督脈）全てを痛圧刺激します。
　甲状腺ガン・咽頭ガン：
　のどパートを痛圧刺激します。

＊1　皮膚ガン（有棘細胞ガン）例

　この高年男性は潰瘍性皮膚ガン（10円玉大）が左肩（デルマトームC8）にできましたが、潰瘍部分は2週間以内という驚くべき速さで創閉鎖しました。

　創閉鎖後、病変部分はカサブタが1か月間ほど付着していました。それも自然に剥がれ落ち通常の皮膚と同じ平面となったあとケロイド状の少し隆起した局面に変わってきています。赤味を帯びたケロイドは残っています（『自分でできるチクチク療法』、体験談例）。

治療ポイント：百会・脳・眼・鼻・口腔パート、肩パートに潰瘍病変周囲に痛圧刺激を加えます。

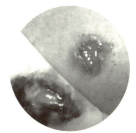

チクチク療法4日後の潰瘍性病変

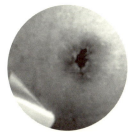 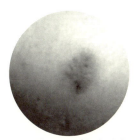

同18日後（創閉鎖4日後）、カサブタが残っている。　　同55日後、カサブタがとれた。

皮膚ガン例

＊2　現在治療中のガン患者で遠隔転移のある例

第1例目：

60代女性の膵臓ガン。ガンが見つかって1年9か月後に手術を受けました。肝臓転移は、当クリニック受診後、約1年で2か所に存在していました。受診後1年11か月経ちますが、元気に通院中です。抗ガン剤はこの時までの半年間やめています。リンパ球増多症タイプで時にリンパ球比率60－70％／数2200〜2800と免疫力は良好に保たれています。

第2例目：

70代男性の食道ガン。初診する1年9か月前に手術を受け、手術後1年3か月後に肝臓転移が見つかりました。11か月間通院中で、直近のCT検査で肝臓転移の大きさが変化していないといいます。受診後抗ガン剤はやめています。血液検査諸数値はわずかながら改善の兆しが見られています。

第3例目：

12年前に股関節軟骨肉腫の手術を受けた例。2年前、椎骨と腸骨に転移が判明しました。当クリニック受診後、11か月以上経過していますが悪化の兆しは見られていません。

以上の3例はいずれも自己チク刺激を教えています。

10　高血圧・糖尿病・高脂血症──生活習慣病

①　生活習慣病一般のチクチク治療について

　生活習慣病ですが、「交感神経緊張が病を作る」という福田-安保理論ですから、生活習慣病でもまず第一にストレスの排除が重要でしょう。そのうえに、食習慣の改善や適切な運動をするリラックスの方法などが関与してきます。

　今まで数多く診てきた高血圧、糖尿病、高脂血症、肥満症などの患者さんも、チクチク療法で効果はあったと思います。

　しかし、これらはチクチク療法単独で改善したのではなく、やはり養生を心がけることで改善に持っていけたと捉えています。従って、チクチク療法はチクチク手技と患者さん自身の養生で治すという意識が大切であると強調しています。

治療ポイント：百会・脳・眼・鼻・口腔パート。糖尿病なら背・肝胃パート。高血圧なら心臓の裏側の背パート。高脂血症なら肝胃パートも。

＊1　正しい血圧とは？

　血圧は単位をmmHg（ミリメートル水銀柱）と表記しますが、文中では全て数字のみ記載します。

　血圧の基準は2014年4月の人間ドック学会の基準値見直しの発表を受けるまでもなく、これまでにも、いくつもの書物や雑誌でその基準値の引き下げを疑問視する医師もいました。

　20年前には、今よりはるかに高い値で高血圧と診断されていたのです。現に、世界的に有名ないくつもの論文（ランセットなど）では、高血圧の判定規準を収縮期血圧は200前後、拡張期血圧は100から90くらいで設定し

追跡調査をしています(アメリカ、イギリス、ヨーロッパなど)。

それらの調査においては、服薬者と非服薬者に分け、数年間追いかけて追跡死亡率を報告していますが、両者には有意差は発生していませんでした。

従って、日本の血圧の設定は年齢プラス90という昔から指摘されていた値が適正であると私は思っています。『高血圧は薬で下げるな』の著者、浜六郎先生が高齢者の自立度の点からも降圧薬使用の危険性を指摘しています。私は外来でこの本を見てもらい指導しています。

＊2　血圧治療の問題点

わが国でも、1987年には160/95という基準が高血圧の分かれ目であった時代もありました。ところが、2000年以降、現在に至るまで、血圧基準値の見直しが何回も行われた結果、4000万人以上という、右を向いても左を見ても、高血圧患者だらけになるという異常事態が発生しています。

しかし、そんなことがあるのでしょうか？　そして投薬開始時期も昔と変わりました。以前は初回の高血圧ですぐに投薬はせず、数か月間生活指導を行い、経過をみながら投薬の可否を決めるという、のんびりした時代だったのです。

それが今では、生活の見直しやストレスの発見、それに睡眠時間の調整、運動や大切な食養生などの心がけなどの生活指導も行われないまま、高血圧即服薬という指導が定着しています。

そのため、最近の高齢者の高血圧症といわれている患者さんを診ていますと、自覚しないままに血圧が下がり過ぎていることが、かなり多いという印象があります。70代、80代で100や110という水準まで下がっている人が心配です。当人はふらつきが出ていても、副作用と知らずに飲み続けています。

ましてや立ちくらみなどの起立性低血圧の症状があれば、すぐに減薬するか中止しなければならないのに、その副作用の認識がないのです。それは投

薬する側の医師の責任も大きいと思います。

　副作用の話が出たので、ここで、アメリカで使われているドクターズルール425（『医師の心得集』南江堂）を知っておくのも役立つと思いますので紹介します。

　「可能なら全ての薬を中止せよ。不可能なら、できるだけ多くの薬を中止せよ」「投与する薬の量は最小限にせよ」「複数の薬を服用中の患者の具合が悪くなったときには、1つないし複数の薬がその原因である。全ての薬の服用を中止し、様子を見ること」「4種類以上の薬を飲んでいる患者についての比較対照試験はこれまでに行われたことはなく、3種類の薬を飲んでいる患者についての試験もほんのわずかしか行われていない。4種類以上の薬を飲んでいる患者は医学の知識を超えた領域にいるのである」

＊3　血圧と脳血流

　脳は多くの血流を欲しています。脳重量は体重の2.5％（体重60kgで脳重量1500gとして）しかないのに、安静時では心拍出量の約15％、そして、全エネルギーの約20〜25％を消費する大食いの血液依存臓器です。ですから、そういう大切な臓器に脳血流を年齢に相応しい量を確保しなければ健全な脳機能を維持できません。なぜなら、高齢になればなるほど動脈硬化が自然に生じていますから、血圧を上げて脳血流を維持しようとします。従って、少々高くて当たり前なのです。

　先に書きましたように、年齢にプラス90というのが、高齢者にとっては居心地のいい水準と思っていますし、そのように薦める医師もいます。

　私自身のことですが、家庭血圧では110前後なのに外では140〜150という時も時々あります。それが病院なら高血圧と診断され投薬されるところです。しかし、それが自然な動きなのです。そういう違いをよく理解して、服薬するかしないかを決めてほしいと思います。

　私は2年以上、ベジタリアン生活をしていたときがありました。すると、

血圧が90を切って80台にたびたびなりました。そうすると、立ち上がった拍子に、クラクラと頭や目の前がボーッとなったのです。そうした症状はベジタリアン生活をやめてからなくなりましたが、起立性低血圧つまり脳血流低下を合併していたのです。このことから、脳には低過ぎる血圧も危険だと自ら反省した次第です。

この本を読んでいる皆さんは、ぜひとも賢明な判断をして欲しいと願っています。

＊4　降圧薬における諸問題

降圧剤をやめたのに血圧が上がらなかった例を一部紹介します。もっとたくさんの症例が過去にもありますが、最近の思い出した分だけ書き出してみました。

フラーとする、立ちくらみする、しんどくなる、ドキドキするなどの症状を訴えた患者さんです。他には目の充血が薬をやめてから消えた人もいます。こうした代表例を報告します。あとは脳梗塞と認知症の発症に関っていたと思われる例も紹介します。

＊5　降圧薬をやめて血圧が下がった6例

降圧剤を服薬しても高血圧だったのに、降圧剤をやめて血圧が下がった例を6例紹介します（数字の単位はmmHg）。

第1例：
60代女性、1剤服薬。初診時158/103→5か月後、133/91でフアーとなり断薬指示→中止後3か月で、131/89

第2例：
70代女性、1剤服薬。初診時189/113→断薬5か月後、126/77→やめて2年後、138/81

第3例：

60代女性、2種服薬。初診時164/83→2か月後、114/55と下がっていたので、減薬指示→2か月後、128/75となり断薬指示→中止2か月後、143/77

第4例：

70代男性、1剤服薬。初診時163/114→途中断薬して、初診より10か月後140/87

第5例：

50代女性、1剤服薬。初診時174/100→2か月後、断薬→断薬3週間後、133/88。7kgの減量を果たしています。断薬後、時々起こっていた目の充血がなくなりました。

第6例：

70代女性、1剤服薬。初診時166/80→断薬後1年間140台/70-80台→1年2か月後、144/81

＊6　降圧薬を服薬して高血圧？

この人たちは、血圧はもともと高くなかったのではないかと推察されます。ところが、たった一度の高血圧ですぐに降圧剤を出されたために、生体はむしろ下がりすぎを防ごうと、自衛のために逆に高くなっていったのではないか？と感じました。何か私の提唱している「代償性リンパ球症」に似ているところがあります（第Ⅴ章193ページからを参照）。

それが、チクチク療法を受けて自律神経が整えられたうえ、食養生で適正な体重になったために、薬を離しても高血圧にならずに済んだものと推察されます。

従って、血圧が高くても真っ先に取り組むことは、薬を飲むことよりも養生優先で、副交感神経を高める方法を取り入れれば自然と下がる可能性があると思います。

この10年の間に、数え切れないほどの減薬・断薬例がありましたが、かなり起立性低血圧をきたしている例が多かったように思いました。

＊7　降圧薬副作用、起立性低血圧例

この女性は60代前半ですが、受診する1年前に体調が悪くなり、血圧が160だったということで服薬を勧められ、3種類の降圧薬を服用していました。

初診のときの血圧は158/103でした。

チクチク療法を定期的に受けたあと、食事指導や生活指導の結果、1剤やめて1か月で130台/90以下に下がりました。

その後、徐々に減薬していき、半年で全部の薬をやめましたが、上の血圧は130〜140台と上昇しませんでした。むしろ初診時の血圧より下がっていました。そのうえ、薬をやめてフアーとなるふらつきがなくなりました。

これはどういうことでしょう。それは先に説明したように、もともと高血圧ではなかったと推測されます。白衣性高血圧という例もあるのですから、しばらくは経過を見てから服薬を開始すべきだったと考えています。

＊8　降圧剤性脳梗塞発症例

以前、通院していた患者さんで、3種類の降圧薬を服用している男性がいました。来るたびに低血圧になっていたので、注意を喚起すると同時に主治医に減薬を頼むようにお願いしてみてはと、再三助言していましたが適いませんでした。

そして、そういうやりとりを3回ほど繰り返したちょうどその後、とうとう脳梗塞を起こして緊急入院してしまいました。幸い命は助かりましたが、入院中は3剤の降圧薬はやめていたそうです。それならば発病前に中止すべきだったのにと悔やまれてなりませんでした。

＊9　降圧剤性認知症か？

　血圧が下がり過ぎて、もの忘れが出てきた患者さんの場合は深刻です。そのため、認知症を発症したと思われる患者さんの経過をお知らせしましょう。

　この人は40代から降圧薬を飲み始め、30数年以上にわたって飲み続けていました。その結果、低血圧になっていました。

　受診した頃、認知症が発生しかけていたので、再三服薬をやめるように指導しましたが、無理でした。長年の習慣をやめることにこだわりがあったのです。

　たとえ血圧のせいではないとしても、脳に栄養を供給するのは血液ですから、100や110まで下がれば脳に十分な栄養と酸素は送り届けられません。

　70代、80代は年齢プラス90という値が、昔からいわれている最適な値であり、たとえ血圧が下がっても自立度が低下しては意味をなしません。

　血圧は下がった、ところが自立度も下がったでは、何のための服薬でしょうか？　ましてや認知症を発症しているのに、服薬を続ける意味があるのでしょうか。現代医学のミステリーです（浜六郎『高血圧は薬で下げるな！』角川書店刊、松本光正『高血圧はほっとくのが一番』講談社刊）。

②　糖尿病のチクチク治療

　糖尿病はチクチク療法に加え、食養生もしっかりとコントロールできれば、下記の人たちのように数値も正常化することが可能です。その中でしっかりコントロールできた人のヘモグロビンA1Cの数値を以下に紹介します。

　チクチク刺激は副交感反応を誘発しますから糖尿病にも有効だと思います。

　たびたび書きますが、副交感反応＝分泌・排泄、というメカニズムが働きますので、膵臓からインスリンが分泌されることが期待されます。

　特に顔パートは、デルマトーム理論でいうと迷走神経核が刺激される場所という仮説をたてていますから、糖尿病では必ず治療ポイントに加えるべきと考えます。

＊1　糖尿病、チクチク治療5例のHbA1C（A1Cと略記）の推移

第1例目：50代男性、無投薬　（『自分でできるチクチク療法』、体験談参照）

8年以上通院している男性です。高血圧、胃が痛い、ボーっとする、便秘、肩こり、頭痛とストレス過剰で自律神経が乱れていました。

初回チクチク治療開始5日後、全ての症状は楽になりました。

その後、一時中断もありましたが、3年前から本格的に糖尿病治療に取り組み、A1Cは7.3から3年後に5.5、もう1つのグリコアルブミン（GA）というマーカー（2週間前の食後血糖値の平均値）も20.5から15.1と正常範囲に収まりました。

体重も71kgから67kgと減量し、退職に伴いストレスから開放されたことも大きな改善の要因だと思います。何より食事を改めたことが大きいと感じています（注：A1Cは全てJDS値、正常は4.3～5.8。GAは15.6以下）。

第1例の経過

服薬なし	18/9月	19/1月	23/4月	7月	10月	24/2月	7月	11月		25/9月	26/1月	5月
A1C	6.5	6.2	7.3	6.3	6.3	6.4	6.5	5.7	25/7月退職	5.7	5.9	5.5
GA	17.4	18.4	20.5	18.8	18.0	18.7	17.7	16.1		15.3	15.6	15.1
BW	70	—	71	69	69	71	70	68		67	68	67

第2例目：50代男性、無投薬

下表のようにわずか3か月であと一歩のところまできました。その後、体重のリバウンドがみられると同時にA1CもGAも悪化しました。これを見ると、やはり、体重コントロールが大切であることがります。

第2例の経過

服薬なし	X年8月	9月	11月	(X+1)年4月	(X+2)年1月
A1C	7.9	6.7	5.9	6.2	6.2
GA	25.9	19.3	18.3	18.8	18.3
BW	84.5	77.1	75.5	77.2	78.8

第3例目：60代女性、無投薬

初めのA1Cが10.9もあり、すぐに投薬を勧めました。

しかし、この人は食事療法を選び、私の提案どおり食養生を守りました。11か月でA1Cが4.7も減少し6.2となりました。また体重も5kg前後減りました。しかし、体重の増加とともにやはり悪化してきます。食の大切さを痛感します。

第3例の経過

服薬なし	X年9月	11月	(X+1)年1月	2月	4月	6月	8月	(X+2)年7月	(X+3)年3月
A1C	10.9	10.3	9.1	8.1	7.8	6.9	6.2	6.8	7.8
GA	39.2	31.4	29.8	26.4	26.2	22.6	22.5	22.7	24.8
BW	58.0	56.1	58.0	53.0	53.2	52.3	53.4	56.6	58.1

第4例目：60代女性、服薬→断薬

この女性はコーヒー、甘いものをやめ、パン食も控えました。

その結果、尿失禁も無くなり、梨状筋症候群も半年で治りました。

糖尿薬（ジャヌビア）をやめてもA1Cが7.0から6.0まで改善しました。

しかし、その後甘いものを食べて6.5と一時的に悪化しましたが、再び、甘いものをやめて体重も60.2kgと最小値となり、A1Cも再び下がりました。

第4例の経過

服薬→断薬	X年10月	断薬中12月	(X+1)年2月	4月	断薬6月
A1C	7.0	6.5	6.0	6.5	6.1
GA	27.7	23.4	22.4	23.4	20.7
BW	64.2	62.4	61.7	61.7	60.2

第5例目：40代前半男性。無投薬

初診時A1C7.2/GA20.9がわずか半年後に5.4/15.3と大幅に改善し、しかも体重を約5kg減らした患者さんがいました。ここでも体重管理がポイントです。

＊2　薬よりも減量のほうが糖尿病は改善する

　以上のように体重が減量している人にA1Cの改善が見られます。

　もう1人、減量が数値に影響を与えた男性の長期フォローを見てみましょう。

　初診は今から4年前で体重73.4kgでBMIは29で肥満です。インスリン分泌薬とインスリン抵抗性薬を服用していて、A1Cが6.7（JDS）でグリコアルブミン（GA;15.6以下）が22.6と異常に高値を示していました。

　チクチク療法と食事指導で9か月後、約2kg減量してA1C/GA=5.4/17.2と素晴らしく下がりました。

　しかし、その後残念なことに1年10か月間治療中断となり、再診のときには初診より2.4kg体重が増えていて、A1C/GAは7.1/18.6とA1Cは初診時よりも悪化していました。

　それから食事に気をつけながら、徐々に減薬していき、1年2か月後、とうとう断薬までこぎつけました。また体重も再診時より7.8kg減らせた結果、A1C/GA=5.9/15.9と著しい改善を認めました。

　しかし、それでもBMIは27あります。もっと減量を果たせたら素晴らしい結果が期待できることを示す好例でした。患者さんの頑張りに敬意を表します。

＊3　当クリニックにおける糖尿病指導の原則

　食事療法の基本的なメニューを書いておきます。守れない人の特徴は間食することです。せんべいとか甘いお菓子やケーキがその代表です。あとは精製小麦粉使用のパンや精製白米のごはんがやめられない人が多いようです。

　これらに共通することは急激に血糖値が上昇する食べ物が好きだということです。

　しかし、忘れてはならないのはストレスです。ストレス時に放出されるコーチゾールというホルモンが血糖値を上げるのです。

　その経験をお話しすると、私の母が亡くなる数週間前、食べていないし点滴もしていないのに血糖値が200以上の日が2回もありました。口から少量

のゼリーとジュースを数口すするだけでこのような高血糖を認めたのです。

現代人はストレスとの戦いです。いかにストレスを発散させるか急務です。

それには睡眠が一番であり、疲労を貯めないこと、運動をすることなどでしょう。上手な気分転換と休養をいかにミックスさせるか、即ち、いかに副交感神経の世界に導くか、それが解決の糸口だと思います。

③ 脂質異常症例のチクチク治療

コレステロール（CH）は男女の性差が大きく、同じ食事をしていてもかなりの違いを認めることが多いです。しかも、高くても長生きするというデータがいくつもあるところをみると、本当に治療を必要とするのか疑問に思うところです。

しかし、食事療法で下がっていく例も多いことから、肉・脂質の影響はあるのでしょう。しかしそれほど偏った食事をしていないのに、高い数値の人（特に女性）をみますと、あまり神経質にならなくてもいいのでは、と考え直しています。

安保徹先生は、高CH血症は、食事性のCHよりもストレスによる生体内でのCHの生合成促進によって引き起こされているので、卵、肉、イカ、タコをやめてもCHはさっぱり下がらないと述べています（『医療が病いを作る』岩波書店刊より）。

＊1　家族性高コレステロール血症例

長寿家系に生まれたこの女性は、受診する前の2年間で総CH（TCH）が350～380、LDLが250～300もありました。そして、リピトールという薬を服用したまま、当院に受診し検査したところ、TCH/LDL=237/115と大幅に下がっていました。

そこへ、チクチク療法と朝フルーツダイエットをして1か月後、184/115

と大幅に下がりました。これなら減薬していける可能性もあります。そのほかの幾例かを下の表にしました。

　人間ドック学会の基準値見直しが論議されています。薬によって、極端に下げる意義を見出せない指摘が数多くあります。むしろ、高めのほうが寿命は延びるというデータまで示されると検診の意味すら疑われてきます。

　CHは細胞膜の成分ですし、ステロイドホルモンの原料でもあります。体内CHの約1/3が脳脊髄に集中していることを考えると、無理やり下げていいものか疑問に思います。今後の展開に注目しなければなりません。

＊2　脂質異常症（高脂血症）5例の断薬後の推移

次の表を見ますと、減量に比例して下がっている人が4例とあるのは食べ物が関与していることを疑わせますが、体重不変例でも下がっているのは、減量だけの問題でもないようです。

脂質異常症5例の推移

	服薬有無とTCH/LDL	施術後	減量
40代男性	服薬なしで TCH273 LDL203	9か月後＝ 194 / 129	9.9kg
60代女性	一剤服薬中で TCH308 LDL212	途中断薬して 5か月後＝ 212 / 147	8.9kg
50代女性	服薬なしで TCH307 LDL187	6か月後＝ 220 / 122	不変
60代女性	服薬なしで TCH277 LDL180	9か月後＝ 227 / 139	4kg
70代女性	服薬なしで TCH286 LDL184	11か月後＝ 229 / 143	5.2kg その後2年間安定

11 消化管疾患

消化管疾患のチクチク治療経験

　食道、胃、腸、胆嚢、肝臓、膵臓などに関係する疾患で来院する人は、既に他の病医院で治療を受けています。

　ですから、薬なしでチクチク療法を受けに来る人は例外です。しかし、投薬されていても体調が思わしくなく、当クリニックに受診する人が数多くいます。消化管や肝臓は食べたもので影響を受ける器官・臓器です。まずは、その病気を起こした原因を突き止め、養生法に徹することが重要と思います。

　ほかには、肝硬変のような感染が原因の病気もありますが、このような場合でもチクチク療法と養生法で良好な経過を辿っている人もいます。では、難病といわれている潰瘍性大腸炎についての治療例を述べてみます。

治療ポイント：百会・脳・眼・鼻・口腔パートに肝胃パート。

＊潰瘍性大腸炎、チクチク治療2例

　第1例目：この人は受診する8年前、会社の倒産に合いストレスに直面した中年男性です。その2年後、本症を発病し下痢と便秘の繰り返しでした。

　その後の6年間のうち4年間は薬をやめていましたが、受診する1年前から症状がぶり返し、日に12〜13回の血便がありました。

　夜間尿は2回ほどありましたが、排便のためトイレに10分間も入っていたそうです。顆粒球除去処置も受けたことがあります。初診時は自分でしゃべることができず抑うつ状態で奥様が代弁していました。

　初回施術をした日の晩はトイレに行かずに眠れたそうです。2回目の受診では、微笑みが出現し、自分でしゃべれるようになっていました。ペンタサ6錠とPDSLを服用していましたが、2か月で断薬しました。

その後、血便は止まったようですが、夜間の便回数が1～2回あり、これが1年4か月ほど続きました。そのほか、治療に抵抗し夜間頻便と軟便が約2年以上も続きました。

　血液検査では、初診時の炎症反応のCRPが1.6、その後の最高値が2.2、そして0.11になるまで約2年9か月かかっています。3年8か月後にはCRPが0.04まで改善して治癒と判断しました。

　リンパ球は初診時の比率/数が25.7%/1619でしたが1か月で36.5%/2008まで改善しました。その後の3年間は、リンパ球は正常で推移しました。

　そのほか、断薬後には一時、血色素9.9g/dl、アルブミン3.5g/dlなどと、最悪の値を記録しましたが、3年3か月後にはそれぞれ13.1と4.2まで回復しました（正常値：CRP0.3mg/dl以下、Hb13.2g/dl以上、Alb3.7g/dl以上）。

　排便の状態も硬い便になったことや体調の回復もあり、そのあとの2年間に再発は全くありませんでした。回復に時間がかかったのは、当時、食事指導をしていなかったためで、それができていれば回復は早まっていたと思われます。

第2例目：50代女性。受診する3か月前に発症。便に血が混じっていたが痔と思っていたとのことです。ある日、便器が赤くなるほどの出血がおこり、近医を受診。内視鏡検査で潰瘍性大腸炎の疑いで、大学病院へ転院し潰瘍性大腸炎と診断されました。

　ストレスと疲れがあり、ビールを飲んでよく食べていたそうです。初診の2週間前からペンタサを中止していました。

　ところが、この人は発病間もなくチクチク治療を受けたことと、食事療法を守ったことから症状の回復が早く、約11か月目でCRPが0.02以下という最良値となり治癒と判断しました。その後の4年間、再発はありませんでした。リンパ球比率は初診時28.0%から正常に戻りました。

　チクチク療法は安全で速攻性のある治療法です。このような難病でも有効な手段と考えますが、養生法を併用するとより回復は早まるものと思われます。

12 アレルギー性疾患

① アトピー性皮膚炎のチクチク治療について

　チクチク療法で治療したアトピー性皮膚炎の17例について2013年秋、自律神経免疫治療研究会で報告しました。その要旨は次の通りです。
　「アトピー性皮膚炎は薬剤を使用しなくても自然治癒が見込める。チクチク刺激と温熱シャワー療法と養生法を組み合わせれば、さらに改善速度が早まる」と発表しました。特に食養生は大事であると強調しています。
　クリニックで避けてもらっている食品は、原則として、牛乳などの乳製品、油（オメガ6系の植物油やトランス脂肪酸）、パンなどの小麦、加工食品、それにカフェインなどです。それらを最初の3か月はやめてもらいます。そのあと解禁し様子を見ます。つまり、原因物質の特定に入るのです。
　血液検査では、初診時のリンパ球比率は低く、好酸球（注：好酸球は現在のアレルギーの症状の程度を見る。正常は5％以下）が多い例を認めました（17例中16例）。
　好酸球増加例は多くの例で治療の進行と共に改善していきました。
免疫グロブリンE（IgEと略す。正常値は170以下。アレルギーの強さや体質を判定する指標）高値例は症状改善と共に減少していきますが、1か月で減少するものや数か月経っても減少しない例があり一定しませんでした。また、短期間で正常化した例はありませんでした。
治療ポイント：百会・脳・眼・鼻・口腔パートに全脊椎の8分割髄節パート（ゼロポイント＝頸椎を含む督脈）。

＊1　アトピー性皮膚炎例

　この女性は小さい頃からアトピーを発症し、ステロイドを使用し続け40

歳でステロイドを離脱できました。その後は、リバウンドを繰り返しながら（浸出液でジュクジュク状態になるほど）現在まできました。

受診時、何十年ぶりかで首腕に再発したということで来院しました。見ると首のゴワゴワしたような象の皮膚様変化、肘の曲げる側は硬く、手指はカサカサ肌・ひび割れ傷・ムクミなどが見られました。

養生指導は、温熱シャワー療法、乳製品と小麦（パンなど）をやめること。オイルドレッシングや油料理（週1〜2回していた）、そして加工食品も禁止しました。

その2週間後、手指の発赤・カサカサ・キズがきれいになり、首の象皮様変化は改善し始め、24日後にはかなりよくなりました。また首は38日後には柔らかくなってきて、4か月後にはさらに柔らかくなりました。リバウンドはたまに出る程度で、汗も出るようになり、顔がツヤツヤしはじめ、肘の曲げる側の硬くなった皮膚も改善し出しました。

白血球の1つの好酸球が10.4→4.1％と正常域に入りました。ストレスを表すリンパ球は正常のまま推移し、IgEは990から1200台と増悪しましたが、これは10数年以上の罹病歴と関係しているかもしれません。長期的には減少してくるものと思われます。食事の面ではカレーライス（乳製品含有）で湿疹が出たことがあります。

＊2　子供のアトピー性皮膚炎について

10歳以下の児童アトピーには熱めのシャワーは適しません。というより拒絶されます。まずは常温のシャワーをしてもらい、シャワーのあとに皮膚から剥がれ落ちる白い糠状の薄片は、浄水器の水で丁寧に落とし、必要があれば保湿剤（ワセリン等）を塗布します。

痒みに対しては、私は摩擦熱を利用したプラスチック面（例えばマーカーペンなど）を皮膚にこすり付けることを勧めています。この滑らかな面なら傷がつかないうえ、痒みを忘れさせる効果があります。絶えず持ち歩いても

らい痒いときに、これで擦ると痒みが治まります。ぜひ試してみて下さい。

また診察室で、乳幼児にこれを使って治療すると（私はガラス製の採血用試験管を使います）、途端におとなしくなり気持ちいいのかウトウトする子供もいました。

② アレルギー疾患、チクチク治療3例のIgE長期推移について

第1例目、花粉症：

60代の女性は30年来の花粉症で来院しました。来院する2か月前に断薬し、その後服薬していません。初診時のIgEと好酸球は265と5.0％でした。その後の5年間のIgE推移は、最高310、最低95、10回の平均値は196でした。最高値310のときの好酸球は5.3、最低値95のときの好酸球は2.7でした（IgE正常値170以下）。

しかし、144、169、139と正常内に留まっていたときの好酸球はそれぞれ3.3、10.7、3.4と大きな高低差を認め、10.7の頃は ケーキを食べて花粉症が出たというものでした。こうした長期の経過をみても、IgEと好酸球との連動性は見いだせませんでした。

第2例目、薬剤性アレルギー性皮膚炎：

この女性は顔を含む、手指、全身の発赤、皮疹、痒みで来院しました。

手の甲は肥厚し象皮様の硬くなった苔癬化局面を呈していました。顔も発赤と皮疹で相当の重症でした。3か月前に救急で心臓カテーテル検査を受け、投薬をしてもらってから生じてきました。PDSLも投薬されましたが1日しか飲みませんでした。

きれいな肌に戻るのに4年もかかりました。その4年間のIgE推移です。

初診283→半年後447、皮膚症状かなりよくなっている→10か月後239→1年2か月後200→1年7か月後176、たまに発赤あり、人前に出ら

れるようになった→2年後88（正常化）、顔は治った→3年後82→3年9か月後79、ほぼ正常皮膚に戻りました。服薬治療はありません。

なお好酸球は初診が8.2％と高く、1か月後11.4→2か月後21.2とピークを形成し→半年後3.9％と正常化し、途中6.4、6.8％と高くなったときもありましたが、ほぼ4〜5％の間で推移しました。

連動性に関しては、IgE440のとき好酸球3.9％で最小値、IgE127のとき好酸球6.8と高く、やはり相関性はないようです。

第3例目、アトピー性皮膚炎：

27歳男性の重症アトピーのIgE、好酸球の長期推移を見てみます。

```
           約6年前     約3年前     27年2月
ＩｇＥ：２０４１→　１７０８→　１４０７
好酸球：１８.８→　１２.３→　５.６
```

両腕、両下肢、背中全体、そして顔に発赤と痒み皮疹が認められましたが、今ではほぼ全体に改善し完治まであと少しのところまで来ています。しかし、IgEは依然として高値で、好酸球は正常化まであと少しのところまできています。

③　アレルギー疾患のチクチク治療のまとめ

最初の数年間で、気管支喘息や花粉症などはほかの疾患のついでに治療する機会が多く、チクチク療法を続けるうちに今年は鼻炎や結膜炎が起こらなかった、または程度が軽かったという患者さんに出会うことに気づきました。

ここでは3例の患者さんの症状改善例の数値をフォローしてみました。

1例目、咳喘息、70代女性：

IgE/好酸球：2年前242/5.3％→1年8か月前160/7.4→現在132/5.5。IgEは正常化で、好酸球は5以下になっていませんが症状は軽快しました。

2例目、アトピー性皮膚炎、60代女性：

この人の好酸球は最初から正常範囲で、IgEの高値が正常手前まで改善した珍しい例です。1年8か月前から順に、2262→1431→826→416→400→235→176と正常まであと一歩です。症状は大きく改善中です。

3例目、花粉症、70代男性：

1年半前から順にIgE/好酸球：385/4.4→193/5.9→207/3.2→120/4.4と両者とも正常化しました。

このように個人差がありますがチクチク治療と食養生（小麦・乳製品・植物油・カフェインの排除）で殆どのアレルギー患者は改善していきます。

なぜなら、これらに共通する食べ物は、アレルギー疾患が今よりずっと少なかった時代の昭和40年代には、日本ではあまり食べられていなかったからです。これらの摂取量の増加とともにアレルギー疾患が増えていったとすると、これらを排除するだけで改善するのは当然の帰結と思われます。

13　眼科疾患

眼科疾患のチクチク治療について

　網膜色素変性症、涙目、眼精疲労、ドライアイ、目のかすみ、まぶたが重い、眼瞼発赤浮腫（ステロイド皮膚症）、緑内障、白内障、眼底出血、眼のコロコロ、ぶどう膜炎、眼球後部痛、ボーッとする、網膜はく離、加齢黄斑変性などの治療経験があります。

　多くの人の感想として、チクチク治療直後に明るく見える、すっきりした、モヤモヤがとれた、文字がはっきり見えるなどと表現します。こういった言葉が聞かれれば、自然に回復していく希望が持てます。

　しかし、ここでも今まで述べてきたように、ストレスの多い人や薬を多く服用している人には低〜無反応になっている可能性があります。それは、眼は副交感神経としての役目である分泌反応として涙が出ますが、過度の交感神経緊張状況にある人ではそれが期待できないからです。これらの中から、白内障、加齢黄斑変性、緑内障の治療報告をしましょう。

治療ポイント：眼病変はストレスと関連性が高いので、百会・脳パートも加えて眼・鼻・口腔パート。

＊1　白内障

　白内障の人は数多く来院されますが、この病気の治療はほかの病気のついでに診るというケースが殆どです。多くは白内障の目薬を使用中であったり、手術を予定されていたりしているからでしょう。

　従って、白内障だけを治して欲しいといって通院し続ける人は残念ながらいませんでした。ところが例外として、70代の女性で手術を回避した、という貴重な体験談が拙著『脳神経外科医が考案した超健康になる「顔もみ療

法」』(マキノ出版刊)の中に載っています。簡単ですので顔もみ療法もぜひ取り入れてください。前巻『自分でできるチクチク療法』でも、眼パートの刺激部位を紹介してあります。

＊2　加齢黄斑変性

現在まで9例をチクチク治療した経験があります。うち、2例は眼科で治癒と診断されました。残る7人のうちの1人は通院の必要なしといわれたそうで、顔もみ療法を続けてもらっています。チクチク療法と顔もみ療法との組み合わせで、まずまずの経過を辿っています。ぜひ、顔もみ療法だけでもお勧めします。駄目でもともと、という楽な気分でするともっとよい結果が得られるでしょう。

＊3　緑内障、チクチク治療2例

第1例目：

この女性は、右目まぶたが塞がるという訴えで来院しました。

緑内障もあり、眼圧は通常で16〜17だったそうです。点眼薬を使っていました。

眼のパートのチクチク療法を週に2回のペースで受け、1か月半後の測定では15と16でそれほど変化が見られませんでした。しかし3か月後には12になりました。半年後も正常値で目の塞がりもましになっていました。

その後、週に1回のペースでの来院となりました。ところが、忙しくて寝不足もあった日の2日後に調べると、16と20に悪化していました。自重をした4か月後には左右10とよい値になっていました。

そうして、目薬をやめても正常値を保っていましたが、忙しいときや寝不足のときは決まって悪化したそうです。これでわかったことは、心身に影響を与え交感神経が緊張するような状況はもろにその影響が表れるということです。

この人は、ほかにも甲状腺機能低下症がありました。チラージンS50mgを内服していたのが、5か月後に半分に減らしてからも甲状腺機能は正常に保たれたまま約7年半推移しています。

第2例目：

　脊柱間狭窄症の腰痛で治療中、眼圧が高いというので目のチクチク療法を開始しました。点眼薬とチクチク療法で15から11に下がり、その後1年間内服薬は忘れていてもチクチク療法は受け続け11で安定しています。

14　婦人科疾患

婦人科疾患チクチク治療例について

　今までに治療をした疾患名を次に掲げます。
　子宮筋腫（最も多い）、更年期障害、生理不順、月経困難症、子宮内膜症、子宮内膜増殖症、子宮脱、不妊症、それに子宮・卵巣ガンです。
　チクチク療法ではこれらの治療方法に違いは全くありません。ホルモン分泌に関わる部位なので頭パートをチクチク刺激します。次いで、自律神経バランスを整えるために顔パートを施術します。そして子宮・卵巣のある肝胃・腰・仙骨パートです。
　しかし、婦人科の疾患ですから当然婦人科に通院している人が全員です。従って、そのお手伝いとしての役目と捉えています。婦人科の主導で治療が進められますので、残念なことに通院を続ける人は大半がやめていきます。そのなかで5年半も通院を続けている子宮内膜増殖症の人の経過を述べてみます。
治療ポイント：子宮の神経支配は体部・膣部で異なりますが、ここでは肝胃・腰・仙骨パートを選びます。それにホルモン異常をきたしているストレス疾患と捉えられるので、百会・脳・眼・鼻・口腔パートも追加します。

＊1　子宮内膜増殖症例

　この人は40代前半の女性です。何年か前からの不正出血で来院しました。血色素（Hb）は9.6と低く、鉄欠乏性貧血がありました。
　チクチク治療開始2週間後、生理痛は酷くならなかったそうです。初診から半年後、内膜の増殖は大きくなっていないといわれました。1年2か月後、子宮ポリープがあるといわれてレーザー治療を勧められています。1年10

か月後、生理量は多いものの生理痛が全く無く、かぜも引かなくなったそうです。6年近く経った現在も、生理量は相変わらず多いけれども、出血塊は少なくなってきているなど改善の兆しが見えています。

血色素は10.4～8.6の間で推移し、成分の鉄も改善しています。栄養状態を示す蛋白のアルブミンも4.8と極めて良好です。

＊2　その他の婦人科疾患

卵巣嚢腫1例は、1か月以内に縮小したことをエコーで確認されました。

不妊症の成功例はいまだありません。生理不順の訴えもかなり診てきましたが、いずれも調整され、正常に戻った人を経験しています。やはり、ホルモン環境が整えられるのでしょう。腹部が膨隆するまでになった巨大子宮筋腫が小さくなった報告を受けています。また、自己チク療法で子宮筋腫が小さくなった人の報告を、前巻『自分でできるチクチク療法』(52ページ) に載せています。

いずれにしても、骨盤腔内にある生殖器に関する症状は、全て同じデルマトーム内にあるということで、肝胃・腰・仙骨パートでの施術を進めていきます。この分野の症状改善のお役に立てればと思っています。

食事では、さきのアレルギー疾患の項で述べたように、まずは小麦・乳製品・植物油（リノール酸系）・カフェインの摂取を、原則として3か月は休んでもらっています。その他では糖質制限食も取り入れて経過を見ています。

15　甲状腺疾患

＊1　甲状腺機能低下症、チクチク治療6例の検査値推移

　チクチク療法が脳内ホルモンにどのような影響を与えているかは、脳内ホルモンの分泌推移を見るのが一番適しているでしょう。そういう意味で、甲状腺疾患は格好の判断材料になると思っています。初めは手探りでしたが、長期の甲状腺患者の検査値を見ることでその効果を確かめることができました。

　では甲状腺刺激ホルモン（TSH）と甲状腺ホルモン（FT4）で、チクチク療法開始後の短期間で、どのように推移したか、その数値を見てみましょう。

　なお低下症とはTSHが上昇してFT4が減る、反対に亢進症とはTSHが減少してFT4が増える病態です。

　表の第1例は、受診時のTSHが減っていき（1.70→1.54→1.54と低下症が改善され）、ホルモンが適正な方向に傾き、FT4もよりよいバランスになっています。

　第2例と第3例もバランスが取れた状態に調整されていっています。

　減薬した症例の第4例は、当院での治療中にチラージンSを半量にしても悪くありません。第5例、第6例を次に解説します。

無投薬例

症　例	初診時TSH/FT4	その後の数値	更にその後の数値
第1例	1.70/0.97	1か月後1.54/1.11	初診2か月後1.54/1.24
第2例	4.70/1.33	1か月後3.46/1.07	初診3か月後2.67/1.28
第3例	5.20/1.09	2か月後4.54/1.09	

内服中の患者のTSH/FT4推移

内服中例	初診時TSH/FT4	その後の数値	更にその後の数値
第4例	1.34/1.43	半量後2か月目2.57/0.97	その2か月後2.21/1.21
第5例	1.24/1.62	4か月後0.88/1.78	減薬1か月後1.62/1.47
第6例	1.80/1.16	4か月後1.29/1.39	減薬5か月後1.79/1.32

(正常値。TSH：0.35−3.73、FT4：0.88−1.81)

＊2　甲状腺機能低下症（上の表の第5例解説）

　この女性は夫の病気を機会にチクチク療法を受け始めました。初診時、チラージンS50mg服用していてTSH/FT4は1.24/1.62と正常範囲でした。

　チクチク療法開始4か月後、0.88/1.78とやや亢進気味になりました。そのため薬を半分に減らしました。担当の主治医は反対したそうです。

　しかし、1か月過ぎても1.62/1.47と良好な値を保っていました。その減薬から2年後、FT4がさらに上昇し、1.71と上限の1.81に迫る値まで上昇しましたが、その後の5年間は正常で推移しました。

　一時、ストレスがあってリンパ球比率が18.6％と激減したときに、それと並行して、TSHは13.04とかなり悪化しましたが、すぐ元に戻りました。

　この人は治療9年目に入っています。

＊3　甲状腺機能低下症（上の表の第6例解説）

　甲状腺腫があり橋本病と診断されていた女性です。

　チクチク療法を最初に受けたあと半年間で通院を中断しました。そのときはチラージンS75mgを服用していましたがホルモン値の変動は認められず正常でした。

　3年後に再診してからのデータが表に載せてあります。チラージンSを75mgから5か月後に50mgに減量し、その2年8か月後にもさらに25mgに減らしましたが大きな変動はありませんでした。

＊4　甲状腺機能亢進症、バセドウ病のチクチク治療例

　この女性は目が外に突出するバセドウ病を患っていて、そのため目が押さえられている感じで開けにくいという訴えで、遠方より来院しました。ステロイド治療の既往があり、メルカゾールの内服を1年半続けていました。
　チクチク治療は主に顔と頭、首肩へ行っています。そして、3年半通院治療した結果、目の症状は緩和され目の突出も左右差はないくらい改善しました。
　ホルモンの動きに注目しますと、チクチク療法開始後2か月でFT4が1.02→2.09（受診病院の正常値1.6）と正常オーバーとなり、TSHも0.174→0.003以下と、ともに甲状腺機能亢進気味に変化が現れました。
　そのため、主治医はメルカゾールを隔日から毎日に増量しました。この頃、目の疲れもましになり、家人からもよくなっているといわれました。
　このホルモン値変動の意味は、チクチク療法で副交感反応としての働きが増したものと考えられます。甲状腺機能低下症の人もTSHが下がりました。
　しかし、これは一過性の変化で、その後のホルモン値は正常内に戻り、症状も安定しているため治療を終えました。この人の治療を受ける前向きな姿勢も症状改善に結びついたと思います。

＊5　甲状腺機能亢進症、メルカゾール中断と
　　変形性股関節症手術回避例

　この女性は甲状腺機能亢進症（バセドー病）でメルカゾール1錠服用していました。7年前から現在までの甲状腺ホルモンの推移を述べてみます。
　治療前のTSH/FT4は1.53/1.12、チクチク療法開始後2か月で0.61/1.35とTSHは他の症例と同様に下がり、正常下限値ギリギリの水準になりました。そしてその3か月後、2.34/1.10と適正値に戻りました。これらも先の症例と同じ経過を辿っています。初診から1年2か月後、変わりなく体調もよいため断薬を決意しました。その2週間後、1.68/1.16と全く異常ありませんでした。

その後5年以上、正常を続けています。最新のデータは1.26/1.18でした。
　なお初診時、10メートルの歩行も自信がなく変形性股関節症脱臼手術を予定していましたが、チクチク療法で改善し、初診から1か月後に手術を取りやめています。
　遠方にも外出できるようになりました。今は、元気に過ごしています。
治療ポイント：内分泌疾患の「交感神経の害」は脳と捉え、百会・脳パートを必須治療ポイントとします。自律神経の調整も行う意味で眼・鼻・口腔パートにのどパートも加えます。

第Ⅲ章

チクチク療法は
どうして始まったのか

1　爪もみ

＊1　爪もみがパーキンソン病に効いた

　私が自然治癒力を生かす医療へ方針転換した大きなキッカケは、今から約11年前のあるパーキンソン病患者さんとの出会いでした。

　この人は治療薬のドーパ剤を服用していましたが思わしくなく、歩行困難、杖歩行、涎、ポータブルトイレの使用などで苦しんでいました。私は、治療の限界を感じ、薬の増量を考えていました。

　ちょうどその頃、偶然書店で立ち読みした本に、「爪もみ療法」の記事があり、パーキンソン病が改善したと書いてありました　私は、それなら効果がなくても「駄目でもともと」という軽い気持ちで「爪もみ」を指示しました。

　ところが次の診察日に、仮面様顔貌（かめんようがんぼう、まばたきが減り無表情の顔つき）が改善して、ニコニコと笑いながら、杖なしで診察室に歩いてきたのにはびっくりしました。この変わり様に同室にいた患者さんもびっくりしていました。そればかりか、トイレまで自力で行けたうえ用便がそこでできていました。このように驚くべき効果を現したのが「爪もみ」でした。この人はその後ドーパ剤を1錠減薬して退院しました。

　本書の中で、ストレスという言葉をたびたび使っていますが、この人のストレスとは何だったのでしょうか？　ストレスの詳細は聞いていませんが、この人はアルコール依存症にまで進んでいます。そこにはやはりストレスがあったのではないでしょうか。

　私は、アルコール依存症とうつ病の違いは、お酒が飲めるか飲めないかという単純な違いではなかったかと思っています。

　というのは、私自身も40〜50歳頃まで、精神安定剤、睡眠剤、時には抗うつ剤を常用していた時期がありましたので、もし私が、たくさんお酒が飲

めたらアルコールの助けを借りていたかもしれません。

しかし、福田―安保理論を学んでからは、完全にこれらの薬と別れました。それでも睡眠剤と縁を切るには1年以上かかり苦労しました。いわゆる薬物依存になっていたのです。

つまり、この患者さんと私の違いは、心の悩みの対処の仕方として、薬かアルコールのいずれを選んだか、という違いのように思えてきました。

アルコール依存症の人はアルコールが簡単に手に入るからやめられなくなり、お酒が飲めない人は薬の世界へ突入していったのではないか、そう感じています。

＊2　爪もみは副交感反応を導く

偶然出会った爪もみ療法の本の中にパーキンソン病患者さんの改善手記があり、軽い気持ちで「爪もみ」を教えた結果、前記のような効果が出たわけです。

私は好奇心もあって早速その著者の本を買い集めました。その著者とは、ガンを切除しても再発する症例を目の当たりにして苦しんだ末に、外科医から刺絡医師に転向した故・福田稔先生のことでした。次から次へと難病を治している先生は、現代の医療の世界の達人のように思いました。

福田先生の考案した「爪もみ」には副交感神経を促す働きがあると書かれており、この「副交感神経で治療を考える」という新しい発想に共感しました。

そして、これが契機となり私独自の「無血刺絡療法」（正式名称：痛圧刺激療法）、現在は「チクチク療法」と読んでいる治療法が誕生したのです。

＊3　爪もみは万能か？

では、このように人も驚く効果を現した爪もみですが、全員に効くのか？という問題が発生してきます。これには副交感神経優位体質、つまり安保徹先生命名の「リンパ球人間」か否か、が関与しているものと推察します。

つまり、爪もみで治りやすい人は、爪もみに限らず、身体のどこにでも"嫌なもの反射"を与えてやれば改善しやすいものと理解できるようになりました。

　同様に、鍼灸でも痛み刺激さえ与えてやれば治る人は必ずいると思いますが、それでは、ほとんどの人に有効か、という疑問が湧いてきます。

2　チクチク療法を始めたきっかけ

＊1　どこを刺せば治せるのだろう？

　チクチク療法を創始後、最初に悩んだのはどのツボがどの病気に有効かという見極めでした。鍼灸ではツボの効能が有り余るほど多いからです。いろいろ試しましたが、私を満足させる回答はありませんでした。

　こうしたことは、西洋医学を学んだものにとっては、治療をしにくいうえ、ツボの効能を信じてそれを実行しても、思うような成果が得られないことから、挫折する医師も多いのではないかと推察しました。

　ですから、当時、私もどこを刺せば"治せる医療"に近づけるのかと、暗中模索していました。

＊2　痛み刺激で動かない体が動いた！

　そうしたとき、福田先生の作った治療ポイント図が、脳外科時代に学んだデルマトーム（後述）の配置を連想させたのです。それが契機となり、できたのがデルマトーム理論です。そこから脊椎の治療点図（ゼロポイントという）と末梢神経刺激法が生み出されました。

　さて、この痛み刺激さえ与えたらよくなったというエピソードがあります。それを紹介します。

　筋萎縮性側索硬化症という現代でも治せない難病があります。和歌山県立医大名誉教授であり関西医療大学名誉学長の八瀬善郎先生の論文（日本東洋

医学雑誌第34巻第2号）に、採血時の注射のときに、自力で起き上がれるのに気づいた患者さんの貴重な報告がありました。

その内容を転載しますと「そこで注射器を借り苦心して自分で手首に針を刺し、痛みを感じたときに自力で起き上がれることを確かめた」とあり、続いて「はやる心を抑えながら、起きる動作にとりかかる。気のせいか状態が軽く起きる。サークルにつかまって見る窓外に望む朝の八ヶ岳の雪景色が美しかった」と喜びと感動を伝えています。

私はこれを読んでハッとしました。これは私が、パーキンソン病治療の際、チクチク刺激をした直後に見られる仮面様顔貌・すくみ現象・立つ・歩く動作の改善と同じではないのか？　と。

こうしたことから、筋萎縮性側索硬化症の患者さん自身が感じた「イタッ」という痛み刺激が、一時的にせよ改善に寄与したという出来事は、チクチク刺激そのものの重要性を示唆しているように感じました。

＊3　デルマトーム理論に基づく新たな治療ポイントの考案

さて話を元に戻しましょう。爪もみで治らない人にはどうするのか？

デルマトームと交感神経の害（後述）を結びつける治療ポイントを作り、そこを直接刺激すれば、限りなく的確な治療が可能となるのではないかと考えました。

そんな夢のような理論があるはずがないと考える人がいても無理はありません。なぜなら、そのような治療法は、今まで存在しなかったのですから（デルマトームとツボの研究はいくつかあります）。

その後、多くの治療家に追試されましたが、中でも最大の追試者は、大阪府吹田市で鍼灸整骨院を開いている芝山豊和先生です。彼はチクチク療法を私より1年半遅れて開始し、その後8年余りで新規症例を1万6000名以上も診たという素晴らしい実績を残してくれました。

そして、自らデルマトーム理論を駆使し、外傷の世界へと展開・応用して

いき、その知見をいくつも彼から教わりました。

また、最近では、無血刺絡療法普及会（2012.3月～2014.11月までに13回開催）を彼に主導してもらいながら、チクチク療法は、さらなる進化を遂げていったと思っています。彼に負うところは非常に大きいと感じていますし彼に感謝しています。

したがって、これからチクチク療法を学ぶ治療家には、この新しい概念を先入観なしに、また過去の治療法にとらわれず、芝山先生のように実践してもらえれば、成果を上げることが可能であると思っています。

3　チクチク療法の効果確認まで

＊1　チクチク療法は血を出さない手法である

福田―安保理論の福田稔先生の著書を買い集めた話をしました。その本は『難病を治す驚異の刺絡療法』（マキノ出版刊）という本でした。刺絡という治療法があることを教えてくれたのも爪もみ療法の本でした。

刺絡とは『医学大辞典』（医師薬出版刊）では瀉血と説明されています。瀉血とは人体に針を刺して少量の放血をさせる古くからの手法です。

ここで私が考えたチクチク療法（無血刺絡）のお話をします。まず刺絡とは針で皮膚を刺して血を流すこと、つまり瀉血を目的とする医療行為です。これを医師と鍼師以外の人が行えば医療行為にあたり、現在の法律では罰せられます。

しかしこの刺絡にはスタンダード治療というものがなく鍼灸の鍼治療のように百人百様で、定まった手技はありません。この百人百様という言葉を使ったのは、渡邊裕という外科の先生が著した本からの引用です。西洋医学から東洋医学の鍼治療へと移り徳洲会病院の東洋医学科を創設された先生です（著書に『医家のためのわかりやすい鍼治療』、『ツボ注射治療』いずれも金芳堂刊）。

第Ⅲ章　チクチク療法はどうして始まったのか

　ここで私の使う無血刺絡という言葉は、血を出さない刺絡という意味で使いましたので、電子針やレーザーなども含めています。
　その中でも、痛み刺激のみを与えて治療するのがチクチク療法というわけです。人体に刺入するのが鍼だとすれば、刺入しないで行う治療法がチクチク療法と捉えていただければいいでしょう。

＊2　血を出さないチクチク療法の利点・長所

　鍼や注射針で刺す「チクン」とする痛み刺激と、爪楊枝やシャープペンシルのような先の尖った道具で刺す痛み刺激とでは違いがあるでしょうか？　私は、これらは同じと考えています。そこから、これら痛みと同一感覚を呼び起こせる棘抜きセッシのことを思い出しました。
　これは私が脳外科医だったときに使っていた道具で、先端が針のように尖っています。試しに使ってみたところ、それは針で刺したのと同じような感覚だったのです。
　針と違うのは血が出るか出ないか、人体に刺入するかしないかという違いだと思いました。
　では臨床で棘抜きセッシを使おうと決めたのは、いかなる理由からでしょうか。
　それは次の諸点を考慮に入れました。
①人体に刺入しないので、感染性肝炎やヘルペス病変などの感染症の人にも安心して使えます。
②出血傾向のある肝硬変にも使えます。
③血を流すことがないので、医療者や患者さんが止血する操作が要りません。
④人体に刺入しないので、皮膚、神経を損傷しません。
⑤顔にも施術できます。顔はチクチク療法の最も特徴的な治療点です。
⑥針刺し事故が起こりません。先が尖ったピンセットでも、指刺しはありました。今では先端の閉じた新たな器具（次項）を開発し、針の洗浄時間は

大幅に短縮され、洗浄時の指刺し事故も皆無となりました。
⑦ナースの協力がなくても一人でできます。瀉血刺絡は、流れ出る血を拭き取る助手が必要ですが、チクチク療法は一人でできます。

棘抜きセッシには、このような利点があったのです。

＊3　チクチク刺激の道具：棘抜きセッシ

写真は現在使用中の「長田式器具」(カナケン社製)です。これを患者さん1人につき1本使用し、毎回滅菌洗浄します。

棘抜きセッシは、1本1本の先端の出来具合が異なるため、刺す感覚が1本1本異なっていました。したがってどのセッシを使っても効果が上がるというのは、1つのことを示唆しています。痛いという刺激が重要で、微妙な違いは影響しないと考えられます。

つまり、爪楊枝でもシャープペンシルでもインクの抜けたボールペンでも、同じように効果を発揮するということです。

また施術者の違いはどうでしょうか？　治療の見学に訪れた治療家の中には女性の鍼灸師もいました。彼女のタッチは本当に女性らしさにあふれ、優しい痛さという表現がピッタリだと思っています。それでも多大な効果を発揮していました。

このチクチクする強さの問題は、施術者によってそれぞれ異なるため、今後も常に問題になるテーマだと思っていますが、各人が独自のやり方を開発していけばいいと考えています。

最近、痛覚以外に圧覚についても効果があると思うようになりました。「自己チク療法」においても痛覚刺激を教えていますが、圧覚刺激も効果があります。

ただし、効果の発現には個人差があります。指圧という問題にも関係しますので応用範囲が広がるのではないかと期待しています。

第Ⅲ章　チクチク療法はどうして始まったのか

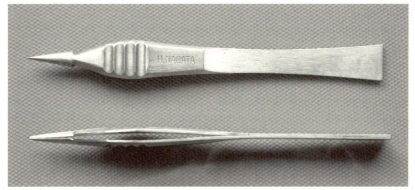

長田式器具（カナケン社製）

＊4　福田—安保理論の追試

　私は2006年に『無血刺絡の臨床』（三和書籍刊）という専門書を刊行しました。この本の内容を簡単にいうと、東洋医学のツボと西洋医学の神経解剖でいうデルマトームをミックスさせた理論の紹介となっています。その理論を使って福田—安保理論の追試を行ったという点が、主な内容となっています。

　ここでデルマトームについて簡単にお話ししましょう。人体には顔を含めて皮膚上に30等分に分割した脳・脊髄の知覚神経支配領域があります。それはデルマトームと呼ばれています。わかりやすくいうと、人体には全て記号・番号のついた"住所"があるというものです。

　例えば親指は頚髄（C）の6番目の中枢に支配されていて、これを「Cの6」と呼んでいます。足の親趾は腰髄（L）の4番地でこれを「Lの4」といいます。おへそは胸髄（T）の10番地で「Tの10」、足の小趾は仙髄（S）の1番地で「Sの1」というふうに全身くまなく名前がつけられています。

　顔ではどうでしょう。鼻の先端は脳幹の三叉神経核の最も上方の番地、すなわち大脳に近いほうに属し、耳や顎といった部位は脳幹の下方の番地に位置し、脊髄に移行していきます。後頭部は第1頚椎と第2頚椎の間にある脊

髄神経（C2）から支配されています。

　これら"住所"のある顔や頭や脊椎のデルマトームに、チクチク刺激を行う治療法がチクチク療法というわけです。これにより、副交感反応を導き、患者さんの自然治癒力を高め、改善または治癒のお手伝いをしています。

＊5　チクチク療法の効果判定は認知症から始まった

　チクチク療法は、最初から効果があると見込んでスタートしたわけではありません。私は西洋医学の医者であり、鍼灸の効果すら疑っていたわけですから。

　そこで刺絡の注射針と同じような効果が出せないものかと考えていました。それには客観的なデータを集める必要がありました。

　それでは何が適当だろうかと考えていたとき、認知症の患者さんが改善したら本物ではないかと考えました。

　当時私は、大阪府和泉市の新生会病院というアルコール依存症の専門病院に非常勤勤務していましたから、認知症患者さんは多数いました。そこでチクチク療法を始めた2004年3月、院長先生はじめスタッフと協議して、認知症と認められていた5名の患者さんに、チクチク療法を行う機会を与えていただきました。

　そして、効果判定期間を2、3か月以内と決め、次のような目標を定めました。

①もし無効ならチクチク療法を諦める。
②成功すればチクチク療法を突き進める。

　この二者択一を決めました。

　この5名の中の何人かでも認知症を改善させることができれば、チクチク療法が有効と判断しようと考えたわけです。

　判定方法として、「長谷川式知能テスト」という既に実績のある判定テス

トを利用しました。満点は30点で21点以上が正常とされています。

その治療経過による点数を表にしてみました。

経過	初回	2回目	3回目	4回目	判定
60歳男性	13点	18	16	中止	有効
64歳男性	15	21	19	中止	有効
68歳男性	8	20	22	20	著効
68歳男性	14	12	20	20	有効
68歳男性	12	11（手術）	13	14	不変

表のように5人中4人を有効と判断しました。なかでも5名中2名が1回ずつ21点以上を記録しました。

最後の患者さんのみ点数に変化がありませんでしたが、施術途中で慢性硬膜下血腫が見つかり直ちに血腫除去手術となりました。手術後は13、14点ですから改善傾向には見えますし、もっと続けてもよかったのではないかと思われましたが、期間を3か月と限定して施術しましたので、打ち切りとしました。

この判定結果からチクチク刺激は効果が期待できる、という感触を得ました。

＊6　チクチク刺激で起こる副交感反応

チクチク刺激が有効な結果がもたらせたか否かは、直後の副交感反応や長期的な結果を総合して判断しなければなりません。ここでは、直後のさまざまな副交感反応を紹介します。以下は、拙著『無血刺絡の臨床』（三和書籍刊）からの引用です。

①温感出現：ポカポカする、あったかい、ホーっとする、ぬくもってくる、軽くなったなど、多数の報告がある。
②発汗：少数に手のひらに見られた。シェーグレン症候群例など。
③唾液湧出：これも少数に見られた。シェーグレン症候群、強皮症など。交

感神経緊張で唾液の出が悪いが、顔への刺激で瞬時にその現象が見られたのは、この手技が副交感神経を刺激している証明である。
④流涙：眼の治療ポイント刺激で見られた現象でやや多い印象である。うっすらと眼に涙を自覚する人からはっきりと認める人までいろいろである。
⑤眠気：やや多い印象である。施術中に眠気を催す人や、あくびをする人もいる。帰りの電車内で眠るという人や翌日まで持ち越す人もいる。
⑥だるい：少数あり。
⑦少数に手が温かくなる人がある。
⑧少数に足先が温かくなる人や、痒みが出る人もいる。10歳の児童は施術中から痒みを訴え、施術終了後、便意を催してトイレに駆け込んでいった。
⑨便意出現：⑧に記した例である。
⑩"げっぷ"が出た。
⑪下肢が重い
などです。

第Ⅳ章

デルマトーム理論で痛み・痺れを治療する

1　チクチク治療とデルマトーム理論

＊1　チクチク療法の原点・痛圧刺激

　明治時代が到来するまでは日本では東洋医学が医療の中心でした。しかし戦後、西洋医学の発展の中で、東洋医学は長く取り上げられず、困難な時代となりました。

　東洋医学には、漢方医学と鍼灸医学がありますが、鍼の起源は、石器時代の古代中国における石鍼で、主に膿などを破って出すのに使われたと聞いています。そして少しの血を放血（瀉血）させるのを刺絡と呼んだようです。そこで当初、私は自分の治療法を、放血しないテクニックという意味で無血の刺絡と命名しました。

　では、出血させるのと皮膚を刺すときに感じる「チクン」とでは、どちらが効いているのでしょうか？　私が11年前にこのことで悩んでいるとき、安保徹先生の本に出会いました。そこには「チクン」は「嫌なもの反射」とも呼ばれ、副交感反応を導いて病を治す、と書いてあったのです。

　私は、この理論が本当なら何も放血する必要がなく、ただ皮膚を刺すだけの痛圧刺激だけで十分ではないかと考え直しました。それがチクチク療法の本格的な始まりとなったのです。

＊2　デルマトーム理論はどうして生まれたか？

　チクチク療法は痛覚を与える手技です。ではどこを刺せば治せるのか？という問題に当初苦しみました。鍼灸が始まった頃の治療家も、この悩みに苦しんだに違いありません。どういう経緯でツボを見つけたのだろうと思いました。

　そして鍼灸はどうして治していくのだろう？　このツボ治療による著効率はどのくらいでエビデンス（証拠）はあるのだろうか？　などといくつもの

疑問が湧いてきました。

　私なりに選んだツボの治療点を、ああでもないこうでもないと悩んでいるとき、先に書いた福田―安保理論の福田稔先生の著書『難病を治す驚異の刺絡療法』の中にある一枚の図が私の目を釘付けにしました。

　その図にあったA、B、C、D、Eのグループ別疾患群の分類を眺めているうち、脳外科医としてなじみのあったデルマトームの姿が目に思い浮かんだのです。

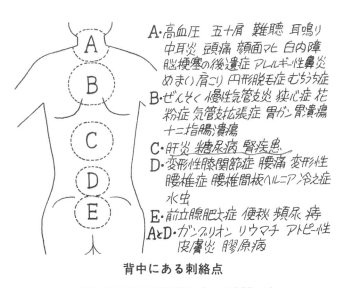

背中にある刺絡点

『難病を治す驚異の刺絡療法』（マキノ出版）より

＊3　デルマトームいろいろ……キーガンデルマトーム図

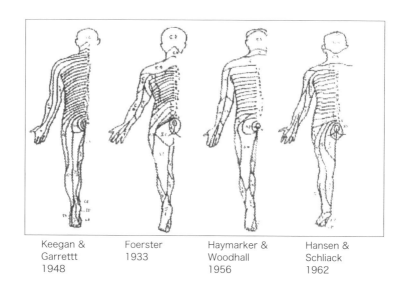

Keegan & Garrettt 1948　　Foerster 1933　　Haymarker & Woodhall 1956　　Hansen & Schliack 1962

　上の図は各種神経学の本に載っていたデルマトーム図を、わかりやすく対比しやすいよう背面図としてまとめたものです。典拠したのは左からキーガン＆ギャレット（1948）、フェルステル（1933）、ヘイメイカー＆ウッドホール（1956）、ハンセン＆シュリアック（1962）です。
　ここで、デルマトームについて簡単に述べます。人体には脊髄神経の番号のついた住所があると第Ⅲ章・165ページで書きました。もう一度復習しましょう。
　親指は頚髄（C）の6番地、小指はCの8番地、おへそは胸髄（T）の10番地、胃の辺りはTの6番地、股関節は腰髄（L）の1番地、足の親趾はLの4番地、膝の裏の内側は仙髄（S）の2番地などです。
　次の図はキーガン（1889—1978）＆ギャレットの論文から転載していますが、C6とL5のデルマトーム支配を、4人の研究者のデルマトームと対比させて描かれています。そして、先に述べた脊髄神経の番号は、このキー

第Ⅳ章　デルマトーム理論で痛み・痺れを治療する

ガン&ギャレットのデルマトーム（1940年代発表）から紹介したものです。

しかし当時は、ノーベル賞受賞者のシェリントンや、そのほか著明なヘッド、ボルク、フェルステルらのデルマトーム図もあって定説はありませんでした。

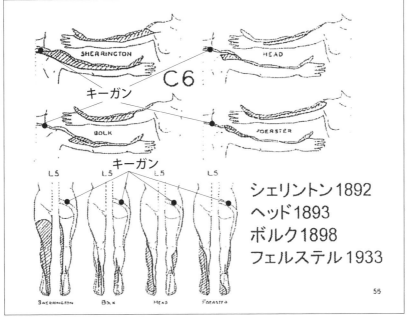

文献：J. Jay Keegan and Frederic D. Garrett.
The segmental distribution of the cutaneous nerves in the limbs of man. The Anatomical Record 1948; 102; 409-437

図は点々で示されたのがキーガン&ギャレットの図、斜線がそれぞれの研究者のデルマトーム図となっています。そうして、現代に至るまでの半世紀以上、進展はありませんでした。理由は人体実験ができなくなったからです。私は、その中からキーガンのデルマトームでないと説明できない長田式治療点図を作成したのです。それが8分割髄節パート図（次ページの図）というわけです。

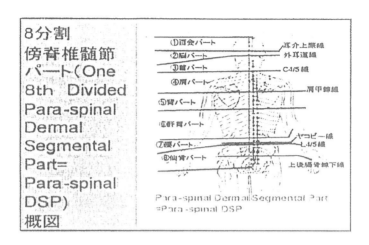

＊4 顔にもデルマトームがあった

前の項では脊髄のデルマトームにおける刺激ポイントを説明しました。

ここでは顔のデルマトームについて述べてみます。少し専門的な言葉が出てきますがしばらくご辛抱ください。

三叉神経核性分布の詳細

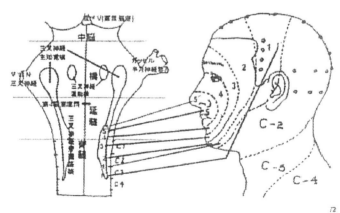

脳幹部の三叉神経脊髄路核というところに脊髄のデルマトームと同様な区分があることが今から100年近く前に発見されていました。
　そして、1914年にフランスのデジェリーヌという先生がそれを図に描きました（左下図）。その図が顔の治療ポイントの礎になったというわけです。
　その図は、普通の医学や解剖学の教科書にこの図は載ってません。おそらく脳外科以外の多くの医師はほとんど知らないと思います。
　図では鼻の先端が中脳や大脳側に最も近く、耳の前が三叉神経脊髄路核の最下点に描かれています。

　つまり、三叉神経脊髄路核という脳神経核には、脊髄と同じように上下の区分が（分節されて）あり、それを顔に投影すると半円状になるので、オニオンスキンパタン（タマネギの皮）と呼ばれています。
　まとめると、脊髄の上下の区分を体に投影すると、脊椎から出て後頭部、四肢、躯幹を支配するデルマトーム図となり、三叉神経核から支配されると顔のデルマトーム図になる（鼻先から耳辺りまで）、という具合です。
　この図でいえば、顔の区分1というのは顎と頭のてっぺんを結ぶ領域で、それは三叉神経脊髄路核の最下部の1番に相当します。そして鼻の先端にある区分5は三叉神経脊髄路核最上位の5番に相当します。
　この顔面部位のデルマトーム図は非常に重要で、パーキンソン病や自律神経中枢の特効ポイントにもなります。また、言語障害などにも効果を現します。

*5　チクチク治療の手順

　西洋医学でも東洋医学でもないチクチク療法の流れをお話しします。
①第一に病状の把握をします。この把握する力は治療家の臨床実績と診断能力により異なってきます。
②交感神経の緊張からできる病巣（「交感神経の害」と私は名づけました）。
③「交感神経の害」の存在する「デルマトーム」の同定つまり局在診断（こ

れを高位診断といいます）を行います。そして、その交感神経の害に関わる末梢神経の走行チェックを行います。
④次に、「交感神経の害」そのものへのチクチク刺激を実施します。必要があれば末梢神経のみ施術します。
⑤その場で治療効果の判定をし、思わしくないときは診断の誤りか、病巣が不可逆性の変性ではないか、と再考します。もし1％でも10％でも改善の兆しが見えたら、そのまま施術を進めていきます。
⑥繰り返し行う施術で数か月、半年、数年、いやもっとそれ以上かけて治癒改善に導く努力を、患者さんと一緒になって頑張ります。そのためには、病気に負けない気持ち、生活を見直すというような前向きな姿勢がその自然回復力を高めます。つまり施術プラス"養生"を心がけるということです。
⑦治す治療なので、医療費削減に貢献します。
⑧検査は福田―安保理論の中核をなすリンパ球を含む総合血液検査を定期的に行います。他の検査は、ほとんど全ての患者さんが他の医療施設で診断や検査を受けてくるため、私から検査を依頼したことはありません。

したがって、従来の東洋・西洋両医学の診断は必ずしも必要でなく、病変箇所（「交感神経の害」）がどの脊髄レベル（つまりどのデルマトーム）の病変か、という診断さえできれば、チクチク療法を行うことができるというわけです。

＊6　チクチク治療で治ったRSD患者

本書52ページでも治療法で登場したRSDです。ここではRSDという難治性の疾患の解説と症例報告を行います。

RSDはReflex Sympathetic Dystrophyの略で、反射性交感神経性萎縮症と訳します。この受傷部位は熱く灼けるような痛み、これを灼熱痛と呼びますが、交感神経が興

奮した結果の発症とされています。写真中のマーカーで囲まれたところが病変部位、つまり「交感神経の害」ということになります。この写真の人の場合、罹患歴5年で30代の男性です。そして肩鎖関節脱臼手術後に発症しています。アメリカでは数百万人いるとのデータがあり、それだけ難治性ということでしょう（森本昌宏著『痛いの痛いの飛んでけ』産経新聞社刊）。

原因は骨折・捻挫・打撲などの外傷のあとや、注射手術・抜歯などの医療行為に関わって発症するもの（医原性と呼びます）や脳血管障害・帯状疱疹などのあとに発病するとされています。

そして、RSD患者は、灼けるような痛みのため、正常な社会生活が送れなくなり、アルコール中毒になったり、精神的変調をきたす人もいるそうです。

私はこの写真の患者さんと出会ったとき、何か運命的なものを感じました。そして、なんとか治して立ち直らせたい、とそう願いました。

その他に、この人は18歳から腰椎椎間板ヘルニヤの「ギックリ腰」を20年間繰り返し起こし、病院で硬膜外ブロックをたびたび受けていました。

初対面のとき、びっくりしました。30代なのに杖突き歩行で、それも10分ほどしか歩けませんでした。それが治療開始後1か月もしないうちに、杖なしで1、2時間歩行、バッティング以外のソフトボールもできるようになったのです。

とはいえ、この人へのチクチク治療は順調に進んだわけではありません。治療した初めての晩にリバウンドがきて、翌朝、かかりつけの病院に行き硬膜外ブロックを受けて帰ってきました。そのため、次回診察時に私は診察拒否を受けました。

しかし、私は彼の回復にはこのチクチク療法しかないと確信していましたので、リバウンドの話と回復の可能性を説得し、ようやく施術の再開を受け入れてもらいました。

その結果、先のようにわずか1か月で歩けるまでに回復したのです。その後、嬉しい報告を受けました。彼はある日滑って怪我をして病院でMRIを

撮りました。

　すると20年悩まされたヘルニヤはどこにもないといわれたそうです。つまり自然治癒していたのです。今ではRSDもヘルニヤも完治し新しい仕事に意欲を燃やしています。

「二人の悪魔」

RSD 症例：M・Mさん
（38歳 男性）

〈症例説明〉
この人は左肩を損傷したあと手術を受けましたが次第に痛みが増し、とうとうRSDになりました。しかしチクチク治療が効を奏し、RSDを克服しました。週に2回のチクチク治療で全治しました。

〈体験談〉
10代の終わり頃からでした。たまに腰が痛くなり動けなくなりました。移動するのは這うか転がるか、そのたび、周りで見ている者に笑われていました。
「くっそーっ！　治ったら仕返ししてやる!」
そんな日々が続きました。ある日、痛みがあまりひどかったので病院へ。診断の結果は《椎間板ヘルニヤ》。それでもなんとか仕事は続けていましたが、その苦しみに拍車をかける出来事が……30歳を過ぎてまもなく、車に撥ねられたんです。
で、左肩に三度のオペを受けました。直後は腕が上がらなくなったぐらいで不便だなーって感じだったんですが、3年ほど経過して異変に気づきました。
オペをした箇所がヒリヒリ痛み出したんです。もう左腕は使えません。右腕一本で荷物を運ぶ仕事を続けました。悪循環でした。
ギックリ腰も頻繁に起こり、とうとう車椅子か、歩けても杖なしではどうにもならない身体になってしまいました。
左肩の痺れもひどくなる一方で、24時間熱湯を被せられているような灼熱地獄に!!
こうして忌まわしい『二人の悪魔』が僕の身体に住み着くことになりました。
逃げることは許されません。とき

同じくして子供ができたんです。可愛い！ なんとかこの子のためにもう一度働ける身体に戻りたい！ その一心で戦い続けたんです。

でも病院に行けば痛み止めの薬かブロック注射、挙句の果ては紹介状を渡されて……病院をたらい回しに。左肩の病名は《RSD》。腰のほうは《椎間板ヘルニヤ》だけでなく、《後縦靱帯骨化症》という病気もあることがわかりました。

とうとう負けてしまいました。痛みに耐え切れなくなったのではありません。痛みに耐えることに疲れてしまったんです。「よし、死のう！ 死亡保険金で子供を育てるお金を作ろう！ あとは妻に任せればいい！」そう思った瞬間、楽になりました。全ての重圧から開放されたんです。

遺族に迷惑を掛けたくなかったので身辺整理を始めました。

もちろん、今思えばバカな答えを出したと反省していますが、かなりひどいうつ状態に陥っていたので……身辺整理をしているとき、それでも発作的に一日何度も自殺願望に襲われ、もうどんな抗うつ剤も効きません。

結果、酒に溺れました。どんな薬よりもよく効いたんです。

身辺整理を続けながら、朝から晩まで酒浸りの毎日が3か月続いたある日、母に意思を見透かされ、僕のもとに説得に来ました。経済的に全面支援を受けていた母にいいました。

「俺より先に死ぬやろ？ その後どうしたらいい？ 子供のために死ぬしかないねん」

母はいいました。

「心配するな、150まで生きてお前の面倒見てやる」

情けないっ！ 立場が逆じゃないか！ よぉーし！ もう一度だけ頑張ってみよう！ 母の勧めで入院することになりました。母は再び僕に生命を授けてくれたのです。その病院で運命的な出逢いがありました。初めて治療を受けたときの印象は、半信半疑というよりも正直いって無理だと思っていました。ピンセットのようなものでつつかれるだけだったんです。

治療後しばらくして猛烈な痛みに襲われ（筆者注：リバウンド）逃げ出してしまい、以前痛み止めの注射を打ってもらっていた病院に駆け込んでしまったんです。

普通ならこれで治療は終わりです。でも先生のほうから僕に声をかけてくださったんです。そして痛みの出るメカニズムを説明していただき、再度治療を受けることを勧められました。自分は逃げ出したのに先生のほうから声をかけてい

ただけるなんて……あり得ない！もうこの先生に命を預けるしかないっ！ 何の迷いもありませんでした。治療を受け続けて1か月ほど経過した頃には、車椅子か杖を使っても10分くらいしか歩けなかったのが、1時間以上も平気で散歩できるようになりました。

さらに二度の入院と通院でこの治療を受け続けた結果、現在では腰に関しては、無理をすると多少の張りはあるものの、以前のようなすぐにずれて神経に触るような不安感は全くありません（筆者注：その後ある怪我でMRIをとったところヘルニヤはどこにもないといわれました）。

肩のあの灼けるような痛みも加速度的に縮小し、全く消えうせました。3年間、お風呂で自分では洗うこともできないほど灼けるように痛かったのに……。

この治療は何の副作用も傷跡も残らない治療です。ですから実際にこの治療を受けた患者としては、治癒したというより、病に侵される以前の身体に戻ったというのが率直な印象です。この治療は滲んで見えていた世界を拭い去ってくれました。長田先生、本当に有難うございました。

2　ムクミ・痛み・痺れ・冷え・だるさの関係

　ムクミと痛みと痺れと冷えとだるさの関係についてお話しします。皆さんは、ムクミと痛みと冷えなどは全く別の病状と思っていませんか。

　実際、現代医学でもこれらは別個の症状として、それぞれにムクミ止め、痛み止めを出していますが、痺れ止めはありませんし、だるさ止めもありません。

　しかし、チクチク療法を受ければ同じように改善に導いていけるのです。その理由は、これらは症状こそ違うけれども、血流障害という点では同じなのです。

　では、順番にその関係を解説していきます。まずは、ムクミと痛みです。

＊1　ムクミの経過

　下の写真は中年女性の関節リウマチの指のムクミです。左は初診翌日に撮ったもので右はその7日後のものです。

　チクチク刺激をしてわずか1週間の間に中指、薬指の腫れが引いていますが、この腫れはこのあと、悪化・好転を繰り返します。こういった反復する限局性の腫れやレイノー症状などは、膠原病のシンボルとして悪化や改善の目安として重要な指標となっています。ステロイドホルモンの作用でムーンフェイスになった患者さんも、比較的早く改善していきます。

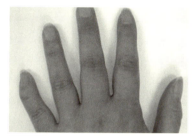
来院翌日

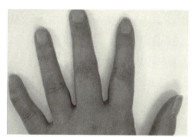
初診8日後

＊2　生き方と深く関係する難病

　私はガン、膠原病、パーキンソン病、それに生活習慣病は治せるといってはいけないと自分にいい聞かせています。その理由は、これらの疾病は患者さんの生き方と深く関係しているからです。

　この生き方の無理を是正せずして、医者が治せるなどという言葉を用いることができるのでしょうか（福田―安保理論です）？　今の医学界で治せると断言できる医師は本当にいるのでしょうか？　たとえ悪いところを外科手術して切っても、生き方の誤りをなくさない限り、再発や別の部位の病気が発症するのではないかと考えます。

　すなわち、病気は自分が作り、治すのも自分です。私たちの役目は、自然回復力のお手伝いをするだけと思っています。

ちなみに、急性期リウマチ患者で、当院を受診するまでの数年間で心筋梗塞とガンを患った人がいました。この人が回復するには、ストレスを自覚し生き方を変えることでしか健康を取り戻せなかったと考えています。

＊3　ムクミは取れても痛みは残る

　以上から、リウマチ症例でわかったことは、「チクチク治療をするとムクミは改善する。しかし痛みは残る」ということでした。その意味は、チクチク治療により血流が増えて、滞っていた血液が流れたと考えます。この血流中には、プロスタグランディンというホルモンが含まれています。このホルモンは、血管を開く、痛みを起こす、発熱させるという3つの作用を持っています。

　従って、血管が開けば血流が増えるし、しも焼けなどは回復しようとして疼いて腫れます。また熱が出るのはウイルスと闘っている反応で、そのために体温を上げています。寒けも下痢も、体内のウイルスを排除する反応です。ここで、痛みや熱をとったら、せっかく治ろうとする芽を摘むことになります。

　とはいっても、辛いのを全く薬なしで頑張ることは不要です。やはり、痛いときにはその場しのぎに一回だけ服薬して症状を緩和させるということが必要でしょう。リウマチなどもステロイドホルモンの助けを必要とするときもあるでしょう。

　つまり、上手に短期に薬を使うことが肝要です。これは安保先生も述べています。

3　痛みと痺れの関係

＊1　痺れの病態は何か？

　次は痺れと痛みの関係についてお話しします。痛みは取れても痺れが残るというケースはよくあります。RSDの痺れなどは難治性の病気でした。

これは臨床に携わる多くの治療者が体験するところではないでしょうか。そして現代医学ではこれは永久に治療の手段がないということで、患者さんは絶望しているのが実情です。

　ところが、チクチク療法では改善例が多数見られるのです。その理由として、チクチク刺激すると最初は痛みの元であるプロスタグランディンがやってきますが、やがて去っていきます。

　しかし、依然として交感神経が緊張している状態は続き、血流障害は残したままになっているというのが私の仮説です。そこで、手術で痛みは取れたが痺れまでは取れなかったのに、チクチク療法で改善した人の話を紹介します。

＊2　腰椎椎間板ヘルニヤ手術後の痺れ例

　最初は腰椎椎間板ヘルニヤの手術をした中年男性です。手術して腰痛は取れましたが痺れが取れず、この症状をなんとかしてほしいということで、手術後7か月過ぎて来院しました。

　結果は徐々に改善していき、半年間で合計54回もの施術を受け完治しました。手術した反対側にも腰椎ヘルニヤによると思われる足の痺れがありましたが、4か月半ほどで取れました。その後1年半フォローしましたが再発はありませんでした。

＊3　頸椎椎間板ヘルニヤ手術後の痺れ例

　高年男性の例です。この人は死にたいと思うほどの痛み（焼け火箸で突っ込まれたようだと表現）がありましたが、それは手術で取れました。しかし、手術後には痺れを残していました。

　そうして手術して1年半後、残った手の痺れをなんとかしてほしいといって来院しました。チクチク治療を開始し、施術していくうち、本当に薄皮を剥ぐみたいに改善していき、痺れて眠れなかった状態が和らぐようになり、3か月目にして8時間ほど眠れるようになりました。

＊4　他の痺れの例

　上記2例の痺れは、手術で痛みの元は取り除けても、交感神経緊張状態までは取れなかったことを意味しています。

　このように、ほんの2例の紹介でしたが、第Ⅰ章に多くの痺れの改善例があります。したがって、手術後、痺れや痛みもチクチク療法で改善にもっていける可能性があります。外科で手術を勧められていた人も、手術せずにいけた人を何例も経験しました。

4　痺れとだるさの関係

＊1　痺れのあとにはだるさが残る

　次に痺れとだるさとの関係ですが、結論からいいますと、痺れが取れたあとにはだるさが残るというものです。

　読者の皆さんの中にも、だるいという症状をほとんどの人が経験しているかと思います。そのだるさを、チクチク刺激直後に腕に再現できた経験をお話しします。

　それは先の項で紹介したRSDの患者さんの例です。肩のRSDが消滅したあとに、どのような変化が起こっていたのでしょう。

　消滅するまでは触れても痛かった場所が、消滅してからは、かすかに触れれば痺れるという状況を残していました。

　前節＊3の項で痛みが消えたら痺れが残る例を示しましたが、同様の経過をたどったわけです。

　そこでこの触れれば痺れているという状況を治すにはどうしたらよいか、と考えていました。もうあの灼けつくような痺れ痛みはありません。

　しかし、私はこのわずかな症状を取りたくて、ある部位へのチクチク刺激を行いました。すると施術直後、その患者さんは「肩、腕へ、血液がポンプで流れ出る感じです」といったあと「肩、腕がだるい」と訴えたのです。

私は一瞬青ざめました。「しまった、施術しなければよかった」と、瞬間後悔しました。私は不安を抱えたまま、彼が診察室をあとにするのを見送りました。

しかし、それは杞憂でした。そのだるさは翌朝には消失していたのです。そうしてその後、2、3回の反復施術ののち、だるさは消え完全治癒したのです。

＊2　ムクミ・痛み・痺れ・だるさは直線で結ばれている

以上からムクミ・痛み・痺れ・だるさは直線で結ばれていると知りました。

この誘発しただるさの経験は、医者と患者さんの信頼関係がなければできなかったことでしょう。

この人には先にも述べたように、一度施術拒否を受け、再度説明し受け直してくれたいきさつがありました。このときの信頼関係が、このだるさの出現に辛い表情も見せずに我慢して帰っていってくれたと受け止めています。

この貴重な出来事は、30年間の診療生活の中でも、難治とされたRSDが治ったうえ、理解不能だった「だるさ」というものの解明につながる貴重な思い出深い体験となりました。

第Ⅴ章

ストレスをリンパ球で判断する

1　ストレスとリンパ球

＊1　ストレスの意味

　福田—安保理論では、自律神経の乱れ（ストレス）が病変を作るという非常に明快な理論を展開しています。詳しくは安保先生の本をご参照ください。それを簡単にわかりやすくまとめると次のような表になります。

ストレスがあると	
・副交感神経抑制に働き	・交感神経緊張し
・リンパ球の減少をきたし免疫力低下の結果発病に至る	・好中球の増加をきたし活性酸素の増加や血流障害（血行不良）のため
・その上病気が治らない	・発病に至る

　ストレスの意味を、安保徹先生の著書から引用させてもらいますと「働きすぎ、仕事上での対人関係による葛藤、心の深い悩みなどのストレスが、私たちの交感神経を過度に緊張させ病気を作ることが圧倒的に多いのである。私は、病気の80％は広い意味のストレスや、医療における薬剤使用上の間違いによって起こっているものと考えている。またここでいうストレスの中には、都会の生活者だと排気ガスの吸入、田園の近くの人々だと農薬や環境ホルモンの摂取などを加えなければならない」（『医療が病いを作る』岩波書店刊）ということになります。

＊2　ストレスが与えるリンパ球への影響

　ここでストレスがリンパ球にどのような影響を与えるか、1つのデータをお見せしましょう。それはアルコール依存症という病気のデータです。これはアルコール依存症専門の大阪府和泉市・新生会病院に入院または通院中のリンパ球データです。

そのうちの患者32名のチクチク治療を開始する前のデータです。

表1. ストレス度とリンパ球比率

比率	状態	病態
35-41	正常	深刻でない
30-35	軽度交感神経緊張	ストレス発生初期
20-30	中等度交感神経緊張	ストレス度軽い
10-20	高度交感神経緊張	ストレス度強い
10以下	危険域交感神経緊張	深刻なストレス状況
41以上	リンパ球人間	長生き体質

白血球数1万以上：7名、8000～1万：10人、8000以下：15名と、8000以上が半数以上の17名を占め、これはストレスによる交感神経緊張を表しています。

次に、チクチク治療前、リンパ球比率30％未満の患者19名の追跡をしたところ、治療前の白血球数平均値は9463で、次月が7426と2000以上も減少し、リンパ球比率平均値は20・9％→28・1％と、7％も大幅にアップしました。

白血球減少データは交感神経緊張が緩んだことを示唆し、リンパ球比率が上昇したことは免疫力がアップしたことを物語っています。

これらデータは、精神的ストレスが強い患者でも、チクチク治療に反応してよくなっていることを示しています。203ページの長田医院でのデータと比べてください。

＊3　ストレスとリンパ球比率の関係

チクチク療法を続けていくうち、リンパ球で患者のストレス度が予測できるようになり、リンパ球の分析なしでは診療方針が立てにくくなっています。従って、このリンパ球比率を国民の健診に加えれば、患者ストレスチェックが可能となり、それによって生活の見直しを指導できる利点も生まれます。

そうすれば、予防できる病気もあるでしょうし、病気になってから実施す

る数々の検査もしなくてすみ、医療費の削減に結びつくことが期待できるでしょう。

表2. リンパ球比率10%以下の症例

No	疾患名	治療前: リンパ球比率 /数	治療後: 次月リンパ球比率/数	備考 内服薬等
①	胃潰瘍	10% / 1280	30.3% / 2242	ピロリ菌除菌中
②	クローン病	9% / 666	無し	長年ステロイド服用
③	関節リウマチ	10% / 1460	7% / 994	ステロイド服用
④	関節リウマチ	9% / 1089	11.8% / 1239	ステロイド、免疫抑制剤他24錠内服
⑤	関節リウマチ	断薬1.5か月後 8% / 712	左記より10日後 15.9% / 1654	免疫抑制剤服用　断薬して3か月後、27.5% /2145
⑥	胃がん術後	10% / 1090	35.8% / 1969	愁訴なし
⑦	尿毒症	10% / 620	26% / 1144	多発性神経炎改善

医師の間には「白血球の分画はその都度、変化するから当てにならない」という人もいます。しかし、それだからこそ、顆粒球、リンパ球の分画により、その時点での自律神経の偏りを教えてくれるものであると考えています。そういう意味で、医療者の白血球の分画への認知が急務であると思っています。

　そこで当クリニックでは表1のリンパ球比率分類に従って、ストレス度合いを説明してきました。

　ただし、難病で服薬量が多い人は、見せかけの正常リンパ球状態が見られますので、油断できません。この説明は193ページからあとの「代償性リンパ球症」で説明しています。

　特に10％以下は深刻なストレス状況を反映しており、特にステロイドや免疫抑制剤を服薬している患者に多く見られました（表2）。

　ちなみに、初期の頃のデータで10％以下の症例は8名でしたが2名が熱性疾患で亡くなっています。生死につながる危険な免疫力低下が窺われます。

*4　副交感神経優位で起こる病態

①副交感神経の害とは何？

　リンパ球優位の人は、安保教授の唱えるリンパ球人間に相当します。

　これを副交感神経の害と呼んで、あとの交感神経の害と区別します。

　つまり、副交感神経過敏な症状──くしゃみ、はな、咳などの気道症状、のぼせ、浮腫などの循環器症状、湿疹、皮膚炎、蕁麻疹などの皮膚過敏症状、時には下痢などの消化器症状、抑うつの精神症状、全身的には"だるい"などを呈する人たちです。

　これらを病気と捉えるか否かは難しいところですが、私のクリニックのデータではリンパ球が41％以上のリンパ球人間タイプは、調査した患者の約10％前後を占めていました。

　こうした人たちは、副交感神経優位により血流が滞った状態を表しています。たとえていうなら、交通渋滞の高速道路がノロノロ運転している状況や、

ダムの水が堰き止められて溢れている状態ともいえるでしょう。

　これは、東洋医学的には瘀血（おけつ）と呼ばれます。このときに、チクチク刺激を与えれば、渋滞原因が取り除かれてスムーズな流れに戻った状態や、ダムの水門が開かれて堰き止められていた水がスムーズに放流された状態を想像してもらえればわかりやすいかと思います。

②なぜチクチク療法は副交感神経の害にも効果的なのか？

　チクチク療法の効果判定は、患者の多すぎるリンパ球比率が、施術を受け続けるとリンパ球比率が正常に近づいてくることからも判定できます。

　その作用機序は、ニューロサイエンスレター（320（2002）21-24 Hidetoshi Moriなど）という医学雑誌に書いてありました。

　鍼灸がもたらす自律神経調節作用というレポートで、鍼治療は自律神経（交感、副交感）の針が一方に振れたのを、正常に戻す働きがあることを白血球の分画検査から報告していました。

　鍼やチクチク刺激は副交感神経を誘導すると考えていたので、私は、どうして副交感神経優位の人でもチクチク刺激が効果を現すのか、という質問を安保先生にしたところ、この論文を送っていただきました。

　鍼治療とチクチク治療の手技の違いはありますが、どちらも痛覚を与えているという点では同じで、「中庸に戻す」働きが備わっていると考えました。

　この「中庸に戻す」という言葉は、八瀬善郎先生からのご教示でした（本章第7節206ページ参照）。従って、鍼やチクチク刺激は、自律神経（交感・副交感）を調節するバランス療法の一つと思っています。

　リンパ球人間タイプの人は、比較的施術に反応しやすいですし、治りやすいので重病のイメージはありませんが、喘息で入院を繰り返す患者さんもいました。

2　薬が作るリンパ球のミステリー
　　　「代償性リンパ球症」

＊1　福田─安保理論の唯一の矛盾

　症状が最悪なのにリンパ球が正常、という矛盾が存在します。これは福田─安保理論の中の不可解な唯一の謎でした。通常なら、症状最悪時はリンパ球も最悪であってよいはずです。

　ところが、そうではない病態が存在したのです。これは一般治療家にとっては理解しかねる現実問題で、私も当初困惑しました。

　それで、医師の間にも、ストレスをリンパ球で判定できないと思っていた人がいても不思議ではない、と思っていました。

　ましてや、この理論に異を唱える先生たちは、こうした現象を認めていたからこそ賛同できなかったとしても無理はなかったと考えます。

＊2　服薬量が多いとリンパ球は
　　　　正常を保とうとすることがある

　しかし、私はこの例外的な現象を、ある患者さんの臨床体験から、その矛盾を解明することができました。それは、パーキンソン病とリウマチ患者のリンパ球データの追跡からでした。まずはパーキンソン病のケースから紹介します。

　この人は初診時に16錠ものパーキンソン病治療薬を内服していて、パーキンソン病重症度分類（ヤール分類）は最悪の5度でした。薬の副作用の不随意運動、幻覚、動悸、会話混乱がありました。

　私は、このように多種多量の薬を飲んでいるうえ、ありとあらゆる副作用に見舞われているのに、なぜリンパ球が正常なのか、とすぐに疑念を持ちました。

　この人の初診時リンパ球比率は37％台、次月はさらに上昇して39％台で

した。リンパ球実数は約2000個と全く正常状態を示していました。

　実はこのような不思議な病態は薬の多さに起因していたのです。以下に説明していきます。

＊3　「代償性リンパ球症」の発見

　治療を進める過程で、最終的に全ての副作用がなくなりました。薬も1/4になりました。特にドーパ剤は5錠からゼロにまでなり、その結果、ドーパミン濃度は、5400からわずか26に下がりました（正常値20以下）。それなのにリンパ球比率は初診時とは逆に33%→25%と低下し、実数も1400台まで減ったのです。つまり悪化したのです。

　初診時は、症状最悪、薬は最高用量、さらにドーパミン（交感神経刺激物質である）濃度も極端に高いという最悪のストレス状態で最良のリンパ球状況でした。反対に、副作用がなくなり、しかもドーパ剤ゼロとなった段階で示すリンパ球の悪化状況。この矛盾はどのように説明したらよいのでしょうか？　これは誰が考えてもおかしい、福田―安保理論に合わないと悩みました。

　その後、私はその機序を、薬剤によってカムフラージュ（擬装）された副交感神経機能維持状態という意味で「代償性リンパ球症」と名づけました。わかりやすくいうと『脳がだまされた見せかけだけのリンパ球状態』なのです。

　そして、この交感神経刺激薬剤が取り除かれ、副作用が軽減していくなかで見られたリンパ球低下現象はリンパ球のリバウンド状態と考えました。すなわち患者本来の姿を反映している交感神経緊張状態に戻っただけと解釈したのです。

＊4　やはり白血球の自律神経支配は存在する

　ではなぜこうした矛盾が起こったのでしょう。私は次の仮説を立てました。まずパーキンソン病患者は、はじめ発病するほどの交感神経緊張状況だった→そのうえに交感神経刺激薬剤を上乗せされると、生体はそれ以上の交感神

経緊張を強いられることになった→そうすると、このままでは脳（＝自律神経中枢）は極限の交感神経緊張状態に耐えられなくなり、個体死に陥ってしまう危険を察知し、防衛手段として交感神経緊張を回避するメカニズムを巧妙に作りあげた、そう解釈しました。

つまり、脳が交感神経優位になれば副交感神経本来の仕事であるホルモン分泌ができなくなり、そうすると脳は危急存亡のときと判断し、交感神経の影響が見せかけ上存在しないというリンパ球正常状態を作りあげたのです。

自律神経中枢は白血球を支配しているので、自律神経中枢（＝脳）自ら白血球の正常状態を作る、つまり代償機能を働かせるメカニズム生み出したと推量したのです。

＊5　代償性リンパ球症を解除するチクチク刺激

白血球が自律神経支配を受けているとする福田―安保理論ですから、たとえ見せかけであっても、リンパ球が正常状態であれば、脳はひとまず安泰です。

しかし、防衛機能として働いていたこのような代償状態も、外から本物の副交感神経（＝チクチク）刺激が与えられれば代償機能を働かせる必要がなくなります。

なぜなら、ダイレクトな副交感神経の援軍が来たわけですから、代償機能は不要です。それは、爪もみであろうと、鍼であろうとどのような副交感神経刺激であってもいいのです。

その中でも、最小刺激で最大効果を発揮するのがチクチク療法で、最も有効に代償性リンパ球症を解除するのに役立つ手段と考えたのです。

＊6　リバウンドは悪化ではなくその患者本来の姿

薬がよく効いていて、減薬・断薬中に症状が悪化した場合はリバウンドです。しかし、それを悪化と呼ぶのは間違っています。それは、患者本来のありのままの姿に戻っただけです。

このありのままの姿こそ、患者が置かれた現実です。現実を受け入れるのは難しいかもしれません。また、リバウンドには強弱があります。軽ければ正常化するのに早い人もいますし、1年、2年とかかっても改善していかない人もあります。しかし、たとえ難病でも停止するという状況（100ページの症状安定型治療）を生み出せれば"よし"と考えます。なぜなら停止があって改善→治癒が生まれるわけですから。

　今まで、パーキンソン病、リウマチ、膠原病、ガン、その他大勢のいろいろなリバウンド停止パターンを見てきました。

　私の治療方針は、まず進行を止めること、つまり「症状安定型治療」に持ち込むことが目標です。正常化するかどうかは予測し得ません。それこそ神のみぞ知る世界だと思っています。

　このリバウンド（＝悪化）の姿は、患者本来の姿であり、交感神経緊張状態でもあります。そこから逃れるためには交感神経緊張から解き放たれる道を選ぶしかありません。

　ところで、リバウンドから正常に戻る時間は、病気の種類や個人個人でも異なります。なぜなら、個人のストレスの度合い、またストレスの排除度合いも違いますし、生き方の誤りにすぐ気づくわけでもないのですから、ゆっくりと正常に近づいていくことを覚悟しなければなりません。

＊7　症状もリンパ球も早期にリバウンドを克服した例

　その後も幾例もの代償性リンパ球症を見てきましたが、その中から素早くリバウンドを克服した症例を紹介しましょう。

　この人は関節リウマチの女性です。服薬はプレドニン5mgを内服中でしたが初診時に中止しました。症状は朝の手のこわばり2時間が施術後より徐々に改善していき、半年くらいして30分以内に改善しました。その他の症状も多くは著効改善（緩解）しました。

　初診時のリンパ球比率は38％でしたが、その後28％、2か月後20％と下

がりました（実数は1800台→1400台→1000台）。その間、症状は改善しています。

この初診時の最悪症状で、しかもステロイド服薬もしているときの最良のリンパ球状況は代償性リンパ球症でした。

しかし、リバウンドのあとの3か月目のリンパ球比率は42％と回復し、実数も1700台と回復しました。このときが自然治癒力で勝ち取った健康であり、真の正常リンパ球状態と考えられます。

3 リンパ球比率20％未満は難病への道

ここでは他の難病症例でのリンパ球比率を紹介します。まず典型例として、未治療パーキンソン病男性のリンパ球を見てみましょう。

この人は家人に支えられての杖つき歩行で来院しました。来院半年前から着脱介助、前屈み姿勢、前方後方突進現象も見られました。パーキンソン病重症度分類では、ステージ4度からときに最悪の5度と診断いたしました。

このときの初診時のリンパ球比率は約15％とかなり厳しい状況でした。それでも、施術にはよく反応し、3週間後には家の仕事に出かけるまでに回復しています。

発病から日が浅かったことが回復に関係しています。

チクチク療法開始後3年間の関節リウマチやそのほかの難病・難治性疾患での初診時のリンパ球比率低下例をまとめてみました。
・関節リウマチ：70代男性、15.9％ / 60代女性、18.7％ / 70代男性、15.3％ / 60代女性、14.9％ / 60代女性、19.9％ / 60代女性、18.0％ / 60代女性、9.0％
・シェーグレン症候群：60代女性、17.7％ / 60代女性、19.6％ / 60代女性、16.2％ / 60代女性、11.1％

- シェーグレン症候群＋強皮症：50代女性、18.0％
- パーキンソン病：70代男性、16.5％ / 70代男性、19.8％
- 尿毒症（透析中）：70代男性、10％
- 線維筋痛症疑い：80代男性、16.5％
- 眼底出血：70代女性、18.9％
- 網膜はく離：70代女性、17.7％

　以上のように10〜20％というのは難病に多く、中でも18％前後というのは、こういった疾患の中心的数値であると感じています。
　もちろん、1回だけこの10数％になったからすぐ発病するというわけではなく、どれくらいで発病するかはストレスに対する個人差が大きいと感じています。
　例えば、ある男性で何年来も20％未満で推移していたところ、突発性難聴を患いました。また別の男性で、約6年ものあいだ20％以下の状況で経過をみているうち、ある日ガンにかかってしまいました。この人たちは、いつかは難病を発症してもおかしくはない状態だったのです。
　他の章でも紹介していますが、ストレスを知らない間に溜め込んでいる人にいくつもの難病を経験する人がいます。このストレスがどの病気を引き起こすかは、遺伝や素因、家庭での食生活、年齢などで違ってきます。
　ちなみに、昔、見学に来た三人の鍼灸師のリンパ球比率が11.0、13.9、16.0％と厳しい交感神経緊張状況にありました。それは知らず知らずに無理がたたっていたのですが、そのストレスを自覚したうえ、生活の見直し、早く眠る、イライラしない、体を冷やさない、爪もみをするなど、を指導したところ三人のリンパ球比率は11％→32％→37％、13.9％→29.6％、16.0％→41.4％と全員改善しました。

4 ストレスと病変部位成立の関係

＊1 「交感神経の害」とは

　福田—安保理論では交感神経緊張が病変を生むと説いています。では交感神経緊張によってもたらされた病変とはどこにあるのでしょうか？

　交感神経緊張の原因は個人のストレスであり、無理な生き方の間違いであると解釈しています。その具体的なストレスには、働きすぎ、無理しすぎ、疲労過労、寝不足、生活の不規則、心の悩み、薬（内服、外用湿布剤、吸入薬全て含む）の常用と冷えなどでしょう。

　これらが原因、誘因となり具体的な臓器、組織に病変が現れるものと考えています。その病変部位を私は「交感神経の害」と名づけました。

＊2 局所性の「交感神経の害」

　今述べたのは全身的な影響から現れた「交感神経の害」ですが、局所的な「交感神経の害」もあります。つまり局所に生じた血流障害です。

　例として、私の好きなテニスのしすぎによって生じるテニス肘という上腕骨外顆炎があります。この場合、慢性持続的に外肘に局所的なストレスが生じているので、そこに局所性の病変が生じています。

　また、現代医学では治療困難とされる口唇や口腔内の痺れ病変なども、その部位に局所病変が生じています。

　つまり、これらの疾患は外肘や口唇や口腔内に「交感神経の害」が発生していると捉えます。

＊3 関節リウマチの「交感神経の害」はどこか？

　関節リウマチに見る「交感神経の害」を見てみましょう。
本症は四肢関節に明らかな痛み病変が現れているので、それだけが「交感神

経の害」と考えがちですが、他にも「交感神経の害」があります。それは「結合組織」（器官・組織の間にある線維などの支持組織のこと）で膠原病一般にいえることです。

　しかし、その真の原因となると、ストレスを受け止めた脳が最初の「交感神経の害」の場所と私は考えています。

　もしストレスをそのまま放置すると、脳の自律神経中枢が交感神経緊張にさらされ、副交感神経機能低下をきたし内分泌機能が働かなくなります。それは個体にとって生死につながる危険性を抱え込んでしまいます。

　そのため、それを回避するために、身代わりの病変を、たまたま四肢関節・結合組織に作ったのが関節リウマチであると捉えています。

　では関節リウマチ以外では、この身代わり病変が体のさまざまな部位に現れるのはどうしてかというと、それは個体差、つまり遺伝とか素因とかが関与しているのではないかと推察しています。

　わかりやすくいうと、進化の過程で人それぞれにウイークポイントが遺伝子に組みこまれていて、脳卒中、ガン、心疾患、喘息、糖尿病、脊柱疾患、眼疾患、内臓疾患などというような家系が出来上がったと考えました。それで、皆同じ病気にかからないのだと思われます。

＊4　全身性の病気の「交感神経の害」は脳である

　治療については頭部へのチクチク刺激で脳の副交感反応が誘導され、脳内ホルモンが分泌されると想定しています。すなわち、ドーパミン、ステロイド、セロトニンなどの分泌です。

　それにより、パーキンソン病、アトピー、喘息、リウマチ、膠原病（シェーグレン、強皮症、SLE）、アレルギー性鼻炎、潰瘍性大腸炎、掌蹠膿胞症、尋常性乾癬、うつ病などが、改善していくのではないかと考えています。

　従って、これら全身性の疾患の場合、「交感神経の害」の発現部位（＝病巣）はそれぞれで異なるけれども、そのルーツは全て脳中枢であると捉えています。

＊5　脳卒中後遺症の交感神経の害はどこか

では、脳梗塞や脳内出血などの脳病変によって生じた後遺症はどこに「交感神経の害」があるのでしょう。例えば、構音障害や上下肢の片麻痺です。

それは2つの見方で考えています。

「直接的交感神経の害」の1つ目は、脳出血、脳梗塞、脳動脈瘤破裂などを発生した部位で、2つ目は後遺症としての神経脱落症状の部位が相当します。

神経脱落症状は、顔面・四肢に現れますが、この後遺症の存在する器官を支配しているのは脳幹及び脊髄中枢です。ここを「間接的交感神経の害」と呼んでいます。

＊6　脳卒中の交感神経の害を作らないようにする

さて、「直接的交感神経の害」の1つ目の原病巣は、発病するまでは血管病変のみにとどまっており、いまだ症状としての発病はしていませんから無症候性です。

この段階で血管の異変を見つけて予防しようというのが現代の予防医学です。

しかし、自律神経免疫療法ではそういう思考では捉えず、なぜそうした血管病変が生じたのか、という方向からアプローチしていきます。それが先に述べた「ストレス」への対処という方法であるわけです。

もし生活の見直しをせず、薬物療法や手術療法に踏み込めば、その療法そのものがストレスとなり、さらに交感神経緊張から新たな「交感神経の害」の発生するところとなるでしょう。なぜならいったんよくなったかに見えても、中身が変わっていない以上、完治したとはいえないからです。

もしここで、生活の見直しに加え、副交感神経を高める治療を行えば、改善のきっかけを摑み、自然と交感神経緊張を和らげる体調に整えていけるでしょう。

つまり自然治癒力の発揮できる環境作りとなります。

そこで、家庭療法があります。爪もみ、温熱シャワー療法、顔もみ療法、自己チク療法(前巻『自分でできるチクチク療法』参照)や湯治療法などです。そうして、これらを組み合わせても、いまひとつよくならないという人には、鍼灸、チクチク療法などの自律神経調整法などを利用すればよい方向へ導くことができると考えています。

＊7　後遺症をどうするか

「直接的交感神経の害」の2つ目は後遺症で、これは、いったん生じた神経病変は永続的な障害を残すということで、一般的に受け入れられてきました。

しかし、「交感神経の害」を治療するという考えから、それは不能な不治な病態ではなくなってきたと考えます。

その1つの例として、構音障害という後遺症も「交感神経の害」を直撃して改善できるということがわかりました。この病態は神経伝達を絶たれたことで生じた支配筋の麻痺です。

しかし、この構音筋を支配するのは脳幹部の脳神経です。ところが、脳幹部は傷害を受けていません。それで「間接的交感神経の害」と名づけたのです。ここで私は、この「間接的交感神経の害」である脳幹部へ直接の副交感反応を起こしてみたらどうなるのか、と考えました。そして、実際その治療パートにチクチク刺激を加えてみました。そうすると、構音障害は、多くの例でその場で改善していくのを経験しました。それは脳出血、脳梗塞、脳幹出血、脳性まひなどに関わりなくすべてに共通でした。

しかも失語症で言葉を失った人まで発語できるようになったのです。ここでの話は104ページに述べています。また、パーキンソン病の仮面様顔貌も表情が変わります。ここに仮面様顔貌の改善写真や動画をお見せできないのが残念ですが、施術直後に改善します。

＊8　なぜチクチク刺激が後遺症を改善させるのか

これらの解釈は、顔へのチクチク刺激は脳神経核へ刺激が入り、そこから反射を呼び起こして即座に血流が再開され、その支配筋肉を動かしたと推論しました。

従って、治療としては、直接病変に対しては頭部へのチクチク刺激、構音障害には顔、四肢病変に対しては脊椎へのアプローチで対応していくという治療方針を採っています。

5　チクチク療法はストレスを和らげる

＊1　リンパ球減少はチクチク刺激で改善し増える

本書のリウマチ・膠原病の項で、チクチク療法によるリンパ球の正常化を詳しく述べています。ここでは、チクチク療法初期の頃の当院におけるリンパ球データを提示します。

・連続2か月採血できた57例の平均リンパ球推移：開始時リンパ球比率29.0％→次月31.3％（7.9％増加）、開始時リンパ球数1809→1875（3.6％増加）。
・上記57例のうち、リンパ球比率が30％未満の症例34例の追跡結果：開始時リンパ球比率24.0％→次月27.2％（11.3％増加）、開始時リンパ球数1636→1770（8.2％増加）

30％未満の場合は、比率・実数とも上昇幅が目立ちました。

それでもまだ、中等度交感神経緊張状態にあります。つまり、施術を1か月受けたくらいでは、正常値に近づくのは難しいといえるのでしょう。

この57症例のうちリンパ球数が10％以上減少した11症例を追跡するとその後10例がリンパ球のV字回復をしています。

残る1例の例外は高齢女性で、配偶者の看護・入院・病死が影響したと考察

しました。安保先生のいう心理的不安（恐怖）が考えられます。しかし、この女性はその後約1年近く経って、30％台に復帰しました。すなわち、根気よくチクチク療法を受けたことで、ストレスからの脱却ができたと考えています。

＊2　リンパ球過剰でもチクチク刺激で正常値に近づいていく

　逆に、リンパ球過剰状態でも比率は減っていき正常に近づいていきます。リンパ球低下の場合は上昇させ、リンパ球過剰の場合は正常に近づける。

　この意味するところは何でしょうか？　つまりチクチク療法を行うことによって、行きすぎた交感・副交感神経の針を正常に戻す働きがあると考えます。

　「自律神経反応は、交感神経と副交感神経の拮抗現象によってバランスをとっているが、一方に偏りすぎると一気に逆転現象が起こるようになっている。副交感神経側に偏って一気に交感神経緊張に入る場合と、交感神経緊張に偏って一気に副交感神経優位に入る場合とがある」（安保徹『免疫進化論』河出書房新社刊）

　「陰極まって陽となり、陽極まって陰となる。其の生体にとって副交感神経が強すぎると交感神経優位となり、またその逆も起こるということです。東洋医学の陰陽論の基本です」（八瀬善郎先生からのご教示）

　人はからだを中庸に戻す働きを持っているのです（本章第7節参照）。

6　関節リウマチは免疫の低下か亢進か？

＊1　リウマチにおける湯治療法の意味

　リウマチは免疫の低下か亢進かという問題をとりあげます。これを亢進とみなせばステロイドや免疫抑制剤や痛み止めにより免疫系を抑え込む──結果としてリンパ球を減らす──治療が必要になります。

　逆に低下と考えれば、副交感神経を高める──結果としてリンパ球を上げる──治療が必要となります。つまり正反対の治療が行われることになります。

このどちらが正しいのでしょうか。安保免疫学では免疫の低下と見ています。そして膠原病ではリンパ球が減っています。

　では昔からなじみのある湯治療法はどういう意味があるのでしょうか？温泉に浸かると体が温まって気持ちがよくなります。これが嫌いという人は殆んどいないでしょう。長い歴史のある治療法であって、当然血流が増加します。そうしてリラックス効果の副交感神経の活動が導かれます。その結果リンパ球が増加します。

　従って、副交感神経を高めて免疫を上げる湯治療法は、免疫を抑え込む現代医療と真っ向から対立する民間療法といえます。

＊2　ステロイドや免疫抑制剤の意味

　現代医学では、湯治療法とは反対のステロイドや痛み止め、免疫抑制剤などの交感神経刺激薬剤を使って、免疫系を抑え込む治療を行っています。

　このように、民間では免疫を上げる治療を古くから生活の知恵として生かすことを知っていたのに、現代医学では免疫力を下げる治療をしています。

　この真逆の治療をしているから治せないと訴えているのが福田―安保理論です。私が初めて治療を受け持った関節リウマチの患者さんが、チクチク治療後「温泉につかったように温かい」とまことにうまく表現してくれました。

　私はこのときチクチク刺激は血流を増やす、免疫力を上げる治療だと確信しました。

　したがって、私は安保先生の唱えるように、リウマチや膠原病は免疫低下の状態であって、これを免疫の亢進と捉えて治療する現代医学は間違っている、という意見に賛同するものです。

　実際に、本書で書いたリウマチ、シェーグレン症候群、全身性硬化症（強皮症）、SLEなどの症例報告を読んでいただければ理解してもらえると思います。やはり治癒への道は、免疫力を抑える治療ではなく、免疫力を高める治療にあると思います。

7　中庸に戻す

＊1　チクチク刺激で脳内分泌反応が生じる

　先に引用した安保徹先生や八瀬善郎先生のご指摘から、自律神経が交感・副交感神経のどちらかへ偏りすぎた針を正常に戻す働きがある、というのを「中庸に戻す」という表現で解説しました。

　ところで、副交感神経刺激作用のある鍼刺激が気管支喘息で有効なのに、なぜ反対のステロイドなどの交感神経刺激薬が効くのか、という疑問が生じました。

　当初、この疑問が1年間も解けなかったので、安保先生から先の論文をいただいたという次第です。そして次のような結論を出しました。

　頭部を刺激すると脳内ホルモンである副腎皮質刺激ホルモンやドーパミンが分泌される。そして、そのとおり、関節リウマチやパーキンソン病が改善するという結果と符合しました。

　これは、チクチク刺激が副交感神経を誘導する働きを持っているので、脳の内分泌中枢へ働きかけた結果と考えました。

＊2　皮膚への刺激は薬代わり

　ステロイド反応性疾患であるリウマチ、膠原病、アレルギー性鼻炎、アトピー、潰瘍性大腸炎、気管支喘息などはチクチク療法で改善していきました。そこで、頭への刺激はこれら難病の薬代わりになる、という結論に結びつきました。

　今まで鍼でも刺絡でも頭への刺激で難病が治ったという報告はそれを裏付けています。これからは自前の副腎皮質ホルモンを出して治療するのが自然で安全かつ確実な治療といえるでしょう。

　しかし、それは脳内に留まらず、他の皮膚を刺激するだけでも、量の多寡

はあっても脳内ホルモンの分泌を期待できます。

　それは、爪もみでパーキンソン病、気管支喘息、膠原病、潰瘍性大腸炎などの難病やその他の病気がよくなったという数々の報告が、それを後押ししています。

　結局、チクチク療法創案のキッカケである爪もみと、古来綿々と受け継がれてきた鍼灸とは同じ働きを持つ自律神経調整作用があるのです。この働きが数千年の間、鍼灸が廃れず今日まで受け継がれてきた最大の理由と考えました。

＊3　最小刺激で中庸に戻すチクチク療法

　人体のどこを刺激しても自律神経調整が起きてもいいはずですが、そこには個人差・遺伝・素因などもあり、交感神経緊張に傾いている人は痛覚反応が鈍いし、さらに薬剤をたくさん飲んでいる人はもっと反応が鈍いということでしょう。

　基本的に、人は誰でも自然回復能力を持っています。しかし、それに逆らって自然治癒を阻害・修飾する要因が存在します。

　その最大要因はストレスです。それは安保先生が唱える心の悩み、働きすぎ、そして薬物服用、冷えなどが原因ですが、そうしたストレスに対抗し、そのうえ、最小刺激で中庸に戻せる手法の一つがチクチク療法であると私は確信しています。

8　治りにくいタイプ

①　どのようなタイプがあるか

　福田―安保理論では交感神経緊張、つまりストレスが病変を作ると説いています。そのストレスには、働きすぎ、不規則な生活、寝不足、身体に及ぼす冷えなどの外因性のほかに、精神的な不安や悩み、そしてショックな出来

事（倒産、離婚、配偶者の死など）をきっかけに生じた苦しみや絶望、といった心因性のものが考えられます。

逆に、ストレスを排除すれば病気になるリスクが減るはずですが、そのストレスを排除できない状況とはどのようなことでしょうか。

また、そのような状況に置かれているとき、鍼やチクチク療法を行えば治せるのでしょうか。

チクチク療法は自然治癒力を引き出すきっかけ作りの一つの手段です。私は患者さんが自分の生活を見つめ直し、生き方を変えなければ治せないとする安保免疫学に同調する一人です。

その治せない様々な問題点にはどのようなものがあるのか、私なりにいくつかを考えてみました。

＊1　ストレス（肉体的・精神的）の問題

①不安・心配・怯え・焦りなどのストレスを抱えている人

家族間の問題、金銭・仕事関係、近所付き合いの人間関係、一軒家での一人暮らしなどからくる不安・心配・怯えを抱えている状況と焦りをもたらす精神的問題から生じる病気です。

福田―安保理論では「肉体的・精神的ストレスが病を作る」と説いていますので、その原因を追究し生活の見直しや心の癒しを図ることが優先されます。

ところが、ここに当てはまる人たちは、ストレスを検討する前に、今ある症状だけ取り除いてほしいと強調しますが、仕事は忙しい、治療する時間はない、でも治りたいという矛盾を抱えて治療を受けようとします。

そうして医療者もその場限りの対症療法で対処します。しかし問題を先送りしただけで何一つ問題は解決されていないのですから、対症療法で一時的によくなったとしても、いずれはその歪みがそのうち表れてきます。

そのうえ治療に伴う副作用で苦しめられたり、薬もそのうち効かなくなったりして服薬量が増え、そこから抜け出せなくなってしまいます。これは特

に多くの難病者に当てはまる治しにくいタイプとなります。

　例えば、ガンは切れば治ると信じ込んで（信じ込まされて）いる人たちが大勢います。現代医学ではガンは切って治すもの、というのが定番ですが、今まで、早期発見で手術を受けたのに、亡くなった人が多くいるのはなぜでしょう。

　どうして早期ガンと診断がついた段階で、その原因究明に時間を割かなかったのでしょう。働きすぎ、無理しすぎ、悩みすぎ、焦り、プレッシャーといった精神的・肉体的ストレスが積み重なり、交感神経を緊張させる生活が続いていなかったでしょうか。

　こうした場合、現代医療（手術・抗ガン剤・放射線）を優先する前に精神的・肉体的ストレスの排除や、ライフスタイルや食生活の見直しを最優先すべきだったと考えます。

　もし不幸にも末期ガンということを宣告されたのであれば、愛する家族との時間を大切にし、働きすぎだった自分を労り、今までの苦しみを解放し、心と体を癒してやることが、まずすべきことだと思います。

②疾病利得に気付いていない人

　疾病利得。聞きなれない名前ですね。これは精神分析学者であるフロイトが名付けた名称で、病になることによって、そこから得られる利益を表現した言葉です。

　心に背負った苦痛を避けようと心のなかに生じた確執や人との軋轢を抑えこんだ結果、上記①のような神経症へ逃避する場合（第一次疾病利得）と、疾病であることで周囲の者や社会から得られる同情・慰め・補償などを得ようとする第二次疾病利得が生じます。

　精神療法では、治療者が疾病利得に由来する心の悩みであることを患者に自覚させ、ふたたび前向きに明るい方向（プラス思考）へと立ち向かわせるよう導いてあげることが治療の目標となります。

具体的に夫婦関係において見られる例を考えてみましょう。一生懸命家事労働を真面目にしてきた主婦が、その労働や苦労を認められることなく数十年経ったとします。

　そしてある日突然病気になると、今まで見向きもしてくれなかった家人が突然優しくなり、介護してくれるようになります。そうするとその優しさが当の患者さんには居心地がよく、治ったらまた以前のような状態に戻るかもしれないという心理が働き、そのまま病気でいたいとする潜在意識が働き難治状態に陥るのです。

　これはガン患者やいわゆる膠原病やリウマチなどの難病患者に認められます。こういった心理（本人は自覚していない）では自然治癒力が働きにくいですから、治療は長引き医療者もてこずる状態になります。

　対策は、このような心理状態を医療者が見抜き、患者および家族に説明する必要があります。まず患者には"どうしても治りたい"という気持ちを喚起させることが必要になります。

　他方、家族もその患者さんの病気に至った心理を理解する必要があります。そして、患者自身も病気に振り回されるのではなく、介護してくれる家人に感謝の気持ちを述べ、治すという前向きな（プラス）思考が必要となってきます。これは患者自身の心の問題ですから治療する側は治しにくく、現代医学でも代替医療でも治りにくいタイプとなってしまいます。

③トラウマを引きずっている人

　昔経験した苦痛が何十年経っても癒えず患者を苦しめる状況です。これは医学的な解決は難しいと感じています。これも治りにくいタイプです。

　例えば、戦争体験が戦後60年以上経っても心理的疼痛となっている患者さんがいましたが、チクチク療法だけでそれを治すことはできませんでした。その記憶を拭い去ることができない以上、治療は難しいです。

　もっとほかにもトラウマを抱えて苦しんでいる人もいるでしょう。こうし

た時には宗教的解決が役立つと思います。私自身の希望ですが、僧であって医師である僧医のような存在になることができたら理想なのでしょう。

＊2　自然治癒力を信じない人

　自然治癒力を生かす治療を施そうとしても、その治療家に心を開いていく姿勢がない場合もなかなか治せないタイプです。
　薬に頼ってきた医療と違い、自然治癒力を引き出す医療は患者と医療者の相互信頼関係の上でなりたつ医療ですから、当然といえば当然といえるでしょう。
　対症療法である西洋医学は現代ではそれが主流ですから、多くの人はその治療法に疑いを持ちません。反対にいち早く自然治癒力を生かす安保免疫学を信じている患者さんや医療者なら、それが誤りであることに気づいています。
　そしてそれはまだ、国民の1％、0.1％にも満たないかもしれませんが、そうして気づいた人は、健康により近づくことができると信じています。

＊3　自分の能力以上に頑張る人

　自分の能力を超えて頑張ろうとする人。このグループの人には共通の考えがあります。つまり頑張ること＝よいこと、という図式です。
　自分に鞭打ってもやり遂げようと思い、頑張り過ぎてヘトヘトになって病気を悪化させる人たちです。
　例えば、もともとハンディ（障害）を背負っている人が、普通の人並みに頑張り続け体を壊し自分の弱点を悪化させるというパターンがあります。筋緊張が強い障害を持った人が、目を酷使すれば目の疲労が最初に来て肩こり、次いで頭痛がきます。それが高じると「めまい」に見舞われ、全身病へと発展し、さらに筋緊張を増悪させる場合があります。このように無理を重ねていることを自覚しない人も治せないタイプとなります。

＊4　食養生を守れないタイプ

　これは前巻『自分でできるチクチク療法』の食事と病の関係でも述べました。自然界の中の生き物で、これだけたくさんの病気で苦しんでいるのは人と人に飼われるペットだけという事実です。

　他方、自然界の動物はほとんどが天寿を全うします。しかも、彼らは偏食で生きています。この点を見習えば偏食が病気治しに役立ちそうです。

　人類史700万年のなかで、250万年前に石器を発見するまでは偏食で、自然界の動物の食べ方と共通であると、前巻で述べました。

　石器を発見してからは肉食開始、つまり雑食性への食事転換となりました。私はこの時代からストレスの発生→病の発生を疑っていますから、やはりベジタリアンに近い食性が難病治しには役立つのではと考えています。つまり原点回帰食です。

　したがって、初期人類の食べ方をしばらく（約3か月）やってみて、経過を見つつ、その後の食事のあり方を検討すればよいと考えます。

　ただ、一ついえる事は、1万年前から始まった穀物食も、直近の数十年で急変貌を遂げ、血糖を高める精製食物の氾濫で高血糖・高インシュリン血症・肥満への道を全世界が歩んでいるという事実です。

　これはそれまでの人類が経験したことのない未知の世界ですから、血糖を高める食べ物や飲み物は避けたほうが無難でしょう。しかし食べ方の問題は未解決です。今後の課題といえます。

＊5　日光・運動・睡眠不足、浅い呼吸に低体温を抱えている人

　これらについてもそれぞれで病気の発生が認められています。しかし、予防できることばかりですから心配はしていません。しかし、当たり前のことができていないのが現代人ですから、これらに耳を傾けるのも大切なことだと感じています。拙著『脳神経外科医が考案した超健康になる「顔もみ療法」』（マキノ出版刊）にもこれらについて述べていますのでご参照いただければ幸いです。

＊6　生理学的に非可逆的な病気を持っている人

「生理学的に非可逆的に変化した病気というものは治せない」。これは鍼の大家フェリックス・マン著『鍼の科学』（西条・佐藤・笠原訳、医歯薬出版刊、1982）からの引用です。さらに次のようにもいっています。

「多くの医師によって"本当の"病気、つまり器質的な病気ではないとされる病気については治せる。そして人間の身体はもっぱら肉体あるいは精神のみによって機能するものではなく、精神と肉体の間には相互作用がある。したがって精神によって影響されない病気は、いちじるしい病理学的変化を伴った相当な段階に進んでおり、もはや治すことのできない"本当の"病気となっている場合が多い」とこのように述べています。心と身体は一つという、心身一如、色心不二の世界の医学的解釈です。

例として、喘息は治すことはできるが肺気腫は治せないと書いています。

私の経験でも遺伝性の病気である筋ジストロフィーや難病中の難病である筋委縮性側索硬化症（ALS）などは、そのような病気であると考えます。

しかし、元通りの身体にはなれなくても"症状安定型治癒"に持ち込むことはできると考えています（100ページ参照）。

例えば、本書に出てきたリウマチ、膠原病、パーキンソン病などにそういう病態を見ることができました。この"症状安定型治癒"に持ち込めるようにしたいというのが、チクチク治療の眼前の目標となります。少なくとも進行を停止させたいというのが、私の願いです。

②　病気はどうしたら防げるか？

＊1　神経難病が進行停止した人から学ぶ

生存率が極端に低い神経難病であるALS（筋委縮性側索硬化症）であっても、稀に長期生存例が存在します（10年、時に20年以上）。この例を八瀬善

郎先生のエッセイ「夜明け前」から引用してみます。このエッセイは、本書100ページで「症状安定型治癒」と命名する病態のヒントとなった原稿です。

ALS長期生存の具体例：

1．寝たきりの女性が毎日くるみ（胡桃）で指の運動をして、やがて歩くことができるようになった。
2．球麻痺で声を失った女性が我が子の生育のみを願って闘病を続けた結果、発病後19年後に発声ができ、死後の解剖所見では病変が終息していた。
3．ジストロフィーの子供たちへのバザーに寄付するため、不自由な手に絵筆をくくりつけて創作活動に勤しんだ（いそしんだ）女性は、ALSの病気の進行が止まった。
4．多くの病人を救うため不自由な体で絵を描き、それで得た資金を寄付し29年間も生存している男性患者さんがいる。

　以上のALSのほかにも、当クリニックでは発症10年以上のパーキンソン病・脊髄小脳変性症の病勢進行停止例が3名おられます。また別の難病である膠原病例、関節リウマチ例などでも進行停止例を幾人も見てきました。この人たちに共通する要素とは何でしょうか。
　非常に興味あるので私なりに分析してみました。

①まず開き直り、居直りの精神です。これも八瀬善郎先生からのご教示です。これを自律神経学的にいうと交感神経緊張から解放されて、病気と闘わない姿勢です。あるがままに受け入れる精神状態でしょうか。
②生きたいという熱意です。夫のため、妻のため、子供のために生きたいという純粋な愛に貫かれています。
③難病（ALS）という不自由な体であっても病気の人、困った人のために役に立ちたいという気持ち、つまり利他の心です。感謝の心を持ち合わせて生きているので、身近なことに奉仕する人も含まれます。
④脳を刺激するある種の行為が、大脳の知覚・運動神経を復活させ神経細胞

が生き返ることが見られる現象です。『自分でできるチクチク療法』の中で、脳外科医ワイルダー・ペンフィールドのホムンクルスの図を説明しました。手は顔と並んで大脳知覚・運動中枢の面積の約1/3を占めます。この手や顔を刺激して、奇跡的な復活（歩行ができた、加齢黄斑変性が治癒した、パーキンソン病がヤールゼロになったなど）を遂げることもあるということです。

以上をまとめると、交感神経緊張を解き、無償の愛・利他の心・感謝の念が、難病解決のヒントであるように思います。

＊2　正しい理解で病気の多くは防げる、改善できる？

治りにくいグループと難病克服パターンをいくつか取り上げてみました。まず解決できる問題としては、前節で述べた＊5は努力で解決できます。

食養生については各種主張するところの違いはありますが、まずは初期人類の食事法を採用してみるのも一法かと思います。

しかし、真逆の食事法でもガンや難病を治せるという主張は食事以外のところに問題ありと考えさせられます。それは宗教的解決です。つまり感謝の世界への到達です。

これは信仰というように"信ずるものは救われる"世界です。医学や食事と関係なく治せるパワーを与えられますし、奇跡の物語として残っています。

私が所属している自律神経免疫治療研究会では、治る世界にはストレス（原因、交感神経緊張）があって病気（結果）になったという正しい理解（原因と結果の法則）と、自力で治そうとする意欲、つまり他力本願ではなく自分で治そうとする努力が必要と考えています。そして、この努力は養生法といい換えられます。

ですから病気や症状は体からのメッセージと捉えることで、まずはストレスの原因究明に全力で取り組み、今まで、自分の身体のこと生き方のことを大切にしなかった自分を見つめ直し、自分の力で改善させるという自助努力をして始めて結果が得られると思います。自分が作ったのなら自分で治そうという意気込みです。
　そこでは直面する問題への努力や対話が必要ですが、このような生き方に対するアドバイスやヒントを与えてあげるのも医療者の役目でしょう。そのためにも医療者は豊富な経験がないと答えられません。生涯修行といえそうです。そうすれば鍼やチクチク療法でよくなることができます。
　しかし、それは施術だけではなく、その問題解決に向けた患者さんの努力と医療者との相互信頼関係の上で改善したのではないでしょうか。

解説

八瀬　善郎

※本書は、7年半ほど前に刊行され現在は絶版となった前著『無血刺絡療法』(河出書房新社刊)の後継書です。ご参考までに前著を発刊した際に、恩師の八瀬善郎先生からいただいた「跋文」を以下に再掲載いたします。

　本来、医療には、東洋も西洋もない。ただ病める人をどうして健康にするかと言う視点が基本である。しかし近代科学文明の発達により、人類の生活基盤が大きく変容し、医学・医療ももろにその影響を受けた。医学は科学の支配下におかれ、人間を心と身体に分けて追求するというデカルトの二元論以後、ウイルヒョウの細胞病理学に端を発して、臓器別医学としての近代医学が発展してきた。19世紀、20世紀と絢爛たる成果を上げてきたが、あまりにも専門分化したがゆえに、迷路に入りこみ自然の中の人間を見失ってしまった。伝統医療が世界的に見直されてきたのも其の反省であろう。

　私が初めて「無血刺絡」と言う言葉に接したのは、平成18年3月、本書の著者・長田裕先生が関西医療大学（当時の関西鍼灸大学）に来学され、自験例を多数提示しながら、熱心に臨床経験を話されたときである。自著『無血刺絡の臨床』を頂き、その労作を拝見しながら、開業の超多忙な合間によくこれだけの症例を集め整理し、治療法を編み出されたものだと感心した。私は学生の頃から同先生を存じているが、医師を目指した情熱いまだ衰えず、現代医療の限界に挑戦する正義感に心を動かされた。
　私は、刺絡とは出血（瀉血）を目的とする鍼法と理解していたので、無血刺絡とは何を意味し、無血刺絡と名づけた痛圧刺激が、実際にどの程度の効果があり、どのような機序が働くのかということに強い興味を抱いた。
　その後、臨床現場で診療に対診させて頂いたり、何度も討論したり、また

私自身その治療を受けたりしながら、一年の月日が流れた。

　瀉血を目的として刺絡が発達し、臨床例が蓄積されてきた中で、出血させない刺絡という発想は、出来るだけ侵襲を少なくする人間に優しいユニークな治療法への思いでもある(註1)。

　私が本著を推薦する理由は二つある。

　先ずこの無血刺絡療法は、極めて幅広い同先生の医師として人間としての軌跡を抜きにしては生まれなかった。脳外科医、内科医、神経内科医としての経験と、患者として自ら苦しんだ経験とがあいまって芽生えてきたもので、臨床の中から考え出された活きた治療法と言えよう。それだけに未完成ではあっても素朴な実践的な効果がある。

　近代医学の父といわれるウイリアム・オスラーの有名な言葉に、「医学は患者と共に始まり、患者と共にあり、患者と共に終わる」がある。またフランスの大生理学者クロード・ベルナールの名著「実験医学入門」序文の巻頭に、基礎医学においても、まず「健康を維持し、疾病を治療すること」が医学研究の目的であると記されている。

　本著が臨床の中から育ったことを評価したい。

　第二点は、この治療法の学問的裏づけはまだ十分に解明されていないが、神経学の専門分野でも、また東洋医学の考えに関連しても多くの興味ある問題を提起し、学問的関心を呼び起こす内容を持っていることである。

　二千数百年の歴史を持つ鍼灸は、経穴（つぼ）を診断治療の基本とし、その流れを経絡として統括する。しかし、その本体は未知であり、実にさまざまな解釈がある。現代医学で神経学的に把握しようとする流れも大きな一つの動向である。

　本書の中で著者が触れているフェリックス・マン（Felix Mann）の神経学説はその基本的な一つである。著者は脳外科医、神経内科医としての経験

からデルマトームと神経走行に沿って病態の観察をしてマンの理解に到達し、治療点として経穴に着目し、痛圧刺激と言う治療手技を見出した。

また著者は、安保理論として有名な自律神経免疫理論に傾倒し、この無血刺絡治療の基本理念に、安保徹先生が強調されている交感神経または副交感神経の優位状態偏移の中庸化[註2]を目指してきた経緯が、本書の中で、繰り返し述べられている。この痛圧刺激が、自律神経[註3]にどのように作用するのかも、その機序は今後解明されるべき興味ある課題の一つである。

最後に無血刺絡治療の根底に流れる養生学と心の問題に触れておきたい。治療はできるだけ侵襲を避け、生体の自然治癒力を引き出す。臨床症状は、生体が治癒しようとする反応であり、警告であるから、苦痛を消すだけでよいとするのではなく、その意味するところを探り、生活の基本を見直すべきであるというのが著者の立場である。

現代医学でも、心の重要さが叫ばれて久しいが、東洋医学では、本来心身一如であるから、心と体を区別しない。面白いことに、現代医学もその進歩に連れて、心と体が急激に接近してきた。例えば皮膚と神経は本来外胚葉性で同じ起源である。最近、皮膚にはあらゆる神経伝達物質が見出され、代謝が行われ、単なる生体を包むバリアだけではなく、外部環境から身を守る調節機能、即ち内部環境を調節する神経系と同様な機能を保持していることがわかってきた。腸管も、独立した神経系として、セカンドブレインとして学会から認知されるようになった。即ち私たちの体はどの一部をとっても、心と密接に関連している。

東洋哲学ではあらゆる物性に心性を重ね合わせて生きてきた。この治療法の生まれた土壌にもその思いが読み取れる。

単に痛圧刺激に過ぎない無血刺絡の背景には、このような人間の未知の広大な分野追求への一里塚としての魅力が秘められている。

無血刺絡は、一言で言えば、皮膚を傷つけない鍼術で、自然治癒力を引き出す治療法である。戦前子供の頃から叩き込まれた言葉がある。「身体髪膚(しんたいはっぷ)之を父母に受く。敢えて毀傷(きしょう)せざるは孝の始めなり」（我々の体は髪の毛一筋までも、父母から授かったもので、むやみに傷をつけないように注意を払うことが孝行の始まりである）。孝経の一節であるが、若い学生諸君に尋ねても知らない。侵襲は少ないほど良いのは当然である。自然は強力な復元力を持っている。生物は、生きているかぎり、回復しようとする、我々はこれを自然治癒力と呼ぶ。生命の神秘である。
無血刺絡は今、漸く出発点に立った。
　多くの理解者によって日常生活の中で輪が広がってくれるのを期待したい。

註1. 東洋医学の基本理念に水利思想がある。「呂氏春秋（〜前235）」に「流水腐らず、戸枢（こすう）蠹（むしば）まざるは動けばなり。形と気もまた然り。」と述べられ、閉塞しているところを開通することで、障害が除かれ、人体も同じと考える。血の停滞を瘀血（おけつ）と言う。これはまた穢血（おけつ）も意味し、流通をはかることで症状を改善する。刺絡は鬱血を除いて循環状態を改善し気血の不順を是正することを目的とした鍼法の一種である。放血せずに循環できればそれに越したことはない。

註2. 四書の一つで「中庸」（前430）は中でも最も深遠で、最後に学ぶものとされる。偏りのない中と永久不変を意味する庸を中庸とし、極端に走らぬ中道を意味している。その身近の中庸の徳を完成さすために、誠に基づいてこそ始めて完成されると説いている。

註3. 自律神経系は解剖学的に交感神経系、副交感神経系に分類され、各臓器の副交感神経の神経終末の神経伝達物質はアセチルコリン、すべての交感神経終末で多くはノルアドレナリンが伝達物質である。しかし交感神経でも血管系及び汗腺に至る系では神経伝達物質はアセチルコリンである。しかし、最近セロトニン、ドーパミン、サブスタンスＰ、ＶＩＰなど神経伝達物質が数多く発見され、これらとアセチルコリンなどが、一つのニューロンに複数共存していることが明らかになり、神経薬理学的に、アドレナリン作動性、コリン作動性の受容体が交感、副交感神経に必ずしも対応せず、より複雑な機序が働いている可能性が指摘されている。無血刺絡と神経伝達物質の関係も興味ある分野である。
　また皮膚に何らかの侵害刺激例えば刺絡などを受けた場合、ポリモダール受容体に働き、順方向では神経のインパルスに変換され中枢神経に伝えられる。同時に、逆方向には周囲の皮膚に伝えられ、侵害刺激終末からサブスタンスＰが産生さ

れ、細動脈壁受容体や肥満細胞上の受容体に働き、膨疹反応が見られる。侵襲度は低くても、痛圧刺激で痛みを感じ、膨疹反応が見られるときは、侵害刺激と考えることも出来る。

一方、気持ちよいと感じる患者では、副交感神経優位に働くと言う。とすれば、同じような刺激を加えても、受療者の状態によって（即ち、交感神経優位あるいは副交感神経優位の状態）、患者側の反応が異なり、生体全体で動的均衡状態に復元しようとする生命反応が働くと考えられる。東洋医学では最古の医書と言われる『黄帝内経』（こうていだいけい）の中に「至道（しどう）微に在り、変幻窮まり無し」と生の本質を表現している。この痛圧刺激による反応は、人により変幻無窮である。刺激の強弱や種類（接触鍼や鍉鍼（ていしん）も含めて）と、受療者の状態や、気温その他の自然環境との組み合わせにより、対応は無限に広がる。東洋医学では、鍼灸でも、漢方でも、大きく陰陽虚実寒熱というように体力、体質に応じて治療の方向性が異なる。之を補瀉（ほしゃ）という。補は体力を補い、瀉は強い邪気を放出することをいう。一方、有名な貝原益軒の養生訓では「鍼には瀉あって補無し」と述べている。今後、この治療効果の検証分野はさらに広がりを見せるだろう。

現代の自律神経系の中で、皮膚の交感神経機能を直接捉えられるのは、マイクロニューログラフィーで、その研究により皮膚血流の調節と発汗に関する交感神経機能の知識は飛躍的に増大した。皮膚への刺激で副交感神経に働くという間接的研究もあるが、皮膚では先ず交感神経に抑制的に或いは、相乗的に働くという考えも除外できない。例えば、反射性交感神経ジストロフィー（Reflex sympathetic dystrophy:RSD）という外傷後に見られる交感神経異常による局所性疼痛症候群があるが、無血刺絡により、かなりの効果を見ることがある。しばしば長期例では交感神経抑制状態が報告されている。すでに交感神経優位の状態にさらに交感神経に刺激を加えれば、副交感神経優位に反転すると解釈される。東洋医学では、「陰窮まって陽となり、陽窮まって陰となる」と言われているように、交感神経緊張が極点に達すれば、副交感神経状態に反転し、その逆もまた起こる。之は安保先生の著書でも指摘されている。

（附記）

本稿で触れなかった分野に無血刺絡の今後の展望がある。これは私見を述べることが、無血刺絡の自在な発展に先入観や規制を与えてはいけないと思ったからである。

ただひとつ指摘しておきたいことがある。『史記』扁鵲倉公列伝に「病大表に見る」と言う言葉がある。名医扁鵲の言と伝えられている。即ち内臓の病は表面に現れ、優れた洞察により内臓の疾病を知ることが出来るという意味である。神経生理学的に、皮膚―内臓反射、内臓―皮膚反射、内臓―内臓反射、放散痛など知られているが、最先端の皮膚科学では、皮膚自体の素晴らしい機能が明らかになってきた。皮膚の表皮細胞には脳の高次処理機能を

もつ受容体があり、温度センサー、圧力センサー、湿度センサー、pHセンサーなどの役割をこなす。即ち皮膚は感じ、判断し、行動している大きな組織であることが分かってきた。とすれば、皮膚は内部組織、外部環境と絶えず、情報の交換をしており、皮膚に与えられた刺激が体性感覚に至るまでに大きな役割を果たしていることになる。なぜ皮膚を大事にしなければならないかがよく分かる。無血刺絡が皮膚に刺激を与えるだけではなく、皮膚を通して全身の反応を洞察し、さらに多くの情報と教訓を皮膚から学ぶことが出来る。

「無血刺絡が病気を抑える」

跋文

参考文献

1. 伝田光洋：皮膚は考える　岩波科学ライブラリー　112　岩波書店　2006
2. Felix Mann: Acupuncture The Ancient Chinese Art of Healing and How It Works Scientifically VINTAGE BOOKS A Division of Random House, New York 1973
3. Felix Mann: Scientific Aspects of Acupuncture William Heinemann Medical Books LTD, London 1977.　訳：佐藤優子、西条一止　笠原典之　鍼の科学　医師薬出版株式会社　1982
4. M．D．ガーション（古川奈々子訳）：セカンドブレイン　小学館　2000
5. 後藤文男　天野隆弘：臨床のための神経機能解剖学　中外医学社　1996
6. 後藤吉夫　本郷道夫：自律神経の基礎と臨床　医薬ジャーナル社　2006
7. M.J.T. FitzGerald Jean Folan-Curran :Clinical Neuroanatomy and Related Neuroscoience.　訳：井出千束　杉本哲夫　車田正男：臨床神経解剖学　西村書店　2006
8. 加納喜光：中国医学の誕生　東京大学出版会　1987
9. 金谷治　訳注；大学・中庸　岩波文庫　岩波書店　2000
10. 安保徹：免疫進化論　河出書房新社　2006
11. クロード・ベルナール（加藤元一　三浦岱栄訳）：実験医学入門　興学会出版部　1933
12. 長濱善夫：東洋医学概説　創元社　1961
13. 荻原井泉水：益軒養生訓新説　大法輪閣　1975

あとがき

　本書では触れなかったチクチク刺激がなぜ有効か？　について私見を述べてみたいと思います。
　「無血刺絡の臨床」を9年前（2006年2月）に上梓したときに、私はデルマトーム理論に則り、正確に病巣のデルマトームの高さを決定し（これを「交感神経の害」を決める、といいます。例えば交感神経の害はC7にある、と表現します）、そこにチクチク刺激を与えるなら、多くの病気は治せると思っていました。
　それでその当時、その話を恩師の八瀬善郎先生にお話すると先生は「痛圧刺激をただデルマトームや神経走行に沿って与えるだけならロボットに仕事をさせれば、誰よりも正確にできます。それで病気は治せますか？」という核心を突いた質問をされました。しかし、それに対する答えをはっきり見いだせないまま長い時間が経過しました。
　なぜその答えをすぐに見出せなかったかというと、私はチクチク療法を約11年前に行い始めた頃から、いくつもの改善・治癒していく事例を目の当たりに見てきました。写真にもその経過を撮って残し、また本や講演会や講習会で発表してきました。そしてそのメカニズムとして、チクチク刺激をすればすぐ血流が改善するから、それは誰が実践してもよくなると説明してきました。
　そして実際、素晴らしい成果を挙げてくれた仲間がいました。その1人が何度も本書に登場する芝山豊和先生でした。しかし多くの治療家の成績は個人差があり一定ではありませんでした。それは、医療者の経験や病気に対する理解度、養生指導の内容にも左右されるから仕方がないこと、と受け止めていました。
　しかし、それ以外の何か別の要素があるのでは、と思い始め、そうした疑

念を抱きつつ過ごすことになったのです。

　ロボットの話に戻しますと、確かに正確な病巣を見つけ出し、そのデルマトームに相当するゼロポイントを刺激できれば治療手技としては間違いではありません。しかし、そこにはロボット特有の機械的・唯物的刺激のみで、医術者としての「思いやり」や「温もり」というものは存在しませんね。
　ところが、この治療者の「思いやり」の心と「温もり」が伴ったチクチク刺激が改善・治癒に結びつくもう1つの大きな要素だと気づいたのです。つまり手当だったのです。

　そのヒントは岐阜の高橋徳先生（ウイスコンシン医科大学教授・高橋医院院長）からいただいたご著書「人は愛することで健康になれる」（知道出版）から見つけることができました。そのキーワードはオキシトシンというホルモンでした。
　このホルモンは陣痛促進剤として有名ですが、このホルモンが「愛のホルモン」としていろいろな薬理作用を発揮する、と書かれてあり、それがチクチク療法の改善メカニズムのヒントになったのです。
　このオキシトシンは主に「ふれあい」と「思いやり（共感）」で分泌されるとされ、握手やハグや寄り添う行為で分泌されているのが証明されています。
　そう考えるとチクチク療法で有効なのは、正しいチクチク刺激（副交感神経反応）もさる事ながら、術者が触れる「手の触覚」と「手の温覚」も重要な要素であって、それを受け止める患者の「オキシトシン」反応が自然治癒力発現に有効に作用しているのではないかと理解できたのです。
　つまり施術（チクチク手技）に伴う何気ないスキンシップが、患者の体性知覚神経を刺激し安心感をもたらし疼痛軽減、症状軽減に役立っていると解釈したのです。これは「がんばらない」の著者・鎌田實医師もスキンシップの大切さをテレビで述べていたのと同じ理由と思われます。

あとがき

　チクチク刺激の様子を具体的に再現してみましょう。まず右手にセッシ（長田式器具、165ページ）を持っています。これで患者さんに痛覚刺激を与え（副交感神経刺激）ますが同時に右手の余った指は患者さんの皮膚にクッションとしてスキンタッチしています。このとき同時に左手も治療ポイントを誘導するためにスキンタッチしています。
　このように治療中、私の手指は絶えず患者さんにスキンタッチしているので、痛覚刺激以外にも温覚や触覚が患者さんの皮膚を通じて、体性神経（知覚神経）を介して脳幹、大脳に届き、そこから抗ストレスホルモンであるオキシトシンや報酬系ホルモン・ドーパミンや抗うつホルモン・セロトニン、そのほかエンドルフィンなどが分泌され、高ぶる神経を落ち着かせ、苦痛を和らげ病状の改善に役立っていると推理したのです。もちろん、そこには患者・治療者の相互信頼関係が構築されていることが前提なのはいうまでもありません。

　このように考えると、一般の人にも治療者になれることがわかります。なぜならチクチク療法・養生編で書いたように、当クリニックでは自己チク療法で効果を挙げている患者さんが実際にいますし、その役割は長年連れ添った家人が演じてくれているからです。
　こうして家人同士が、チクチク刺激を通じて肌の触れ合いを開始すれば、思いやりが深まりオキシトシン反応で自然治癒力が発揮され病気の改善に役立つばかりか、更に家族の絆も深まるというおまけも生まれます。
　このように自己チク療法を行っていただくことで、疾病の改善や予防に使えることが期待でき、ひいては、医療費の削減にも少しはお役に立てるのではないでしょうか。これからの展開に期待している次第です。

　最後に恩師の八瀬善郎先生には今回も推薦文を頂戴しました。前著『無血

刺絡療法』（河出書房新社刊）の跋文「未知の広大な分野への一里塚」をいただいてから7年半経ち、その間先生には多大なるご支援とご教授、そして時には厳しくご指導していただきました。それによりチクチク療法の進化発展の礎を築くことができました。そして誰よりも愛と慈しみを持って見守ってくださいましたことを、ここに深く感謝申し上げる次第です。有り難うございました。

　平成27年3月　　　　　　　　　　　　　　　　　　　　　　　　長田　裕

【著者】
長田　裕（ながた　ひろし）

ナガタクリニック院長。
1948年神戸市生まれ。和歌山県立医科大学卒業後、同大学附属病院、和歌山赤十字病院、神戸市立中央市民病院などの脳神経外科に勤務。
1988年に医院を開業し一般医として再スタート。
2004年3月より東洋医学と西洋医学を融合した「刺さない鍼」を用いた痛圧刺激手技とデルマトーム理論を用い、数多くの難治性疾患の治療に携わってきた。
同年4月、福田―安保理論を柱とする日本自律神経免疫治療研究会に所属し現在は理事を務めている。
和歌山市でクリニックを開業中。
資格：元日本脳神経外科学会専門医　学会所属：日本臨床内科医会・日本東洋医学会・全日本鍼灸学会。
著書：『無血刺絡療法』(河出書房新社)、『無血刺絡の臨床』『無血刺絡手技書』『自分でできるチクチク療法』(三和書籍)、『脳神経外科医が考案した超健康になる「顔もみ療法」』(マキノ出版)がある。

チクチク療法の臨床

2015年 4月 30日　第1版第1刷発行

著　者	長　田　　裕
	©2015 Hiroshi Nagata
発行者	高　橋　考
発行所	三　和　書　籍

〒112-0013　東京都文京区音羽2-2-2
　　　　　　TEL 03-5395-4630　FAX 03-5395-4632
　　　　　　info@sanwa-co.com
　　　　　　http://www.sanwa-co.com/
　　　　　　印刷／製本　モリモト印刷株式会社

乱丁、落丁本はお取り替えいたします。価格はカバーに表示してあります。　　ISBN978-4-86251-175-1　C3047

本書の電子版（PDF形式）は、Book Pub（ブックパブ）の下記URLにてお買い求めいただけます。
http://bookpub.jp/books/bp/414

三和書籍の好評図書
Sanwa co.,Ltd.

「自律神経免疫療法」入門 DVD付
すべての治療家と患者のための実践書

福田稔 著　安保徹 協力
A5判／並製／253頁
本体3,000円＋税

自律神経免疫療法は、自律神経のバランスを整え、免疫力を高めて病気を治癒に導く治療法。少しでも多くの治療家のみなさんに治療の実際と理論をご紹介したいと考え、治療の内容をまとめたのが本書である。

自分でできるチクチク療法

長田裕 著
四六判／並製／232頁
本体1,300円＋税

1日2分で自然治癒力アップ！
一般家庭でできるチクチク療法

本書で紹介したチクチク療法を専門知識のない人でも身近な道具で簡単にできるようにイラストを豊富に用いて説明。温熱療法、運動療法、顔もみ・指根っこ回し、食養生も紹介した。

自律神経免疫療法［実践編］
免疫療法と食事療法

福田稔・済陽高穂 共著
A5判／並製／178頁
本体3,000円＋税

自律神経免疫療法「入門編」に続く［実践編］。免疫療法と食事療法の両権威による難病克服への処方箋。

無血刺絡の臨床［第2版］
痛圧刺激法による新しい臨床治療

長田裕 著
B5判／並製／307頁
本体9,000円＋税

薬を使わず刺抜きセッシを用いて皮膚を刺激する新治療法。

安保徹の免疫学講義

新潟大学大学院医学部教授　安保徹 著
B5判／並製／245頁
本体6,500円＋税

世界的に有名な免疫研究者である安保徹教授の待望の新刊は、免疫のすべてを体系的に網羅した講義テキスト。免疫について学ぶ学生はもちろんのこと、病気で悩める全ての人にとって必読である。

無血刺絡手技書
痛圧刺激法によるデルマトームと経絡の統合治療

長田裕 著
B5判／上製／147頁
本体6,000円＋税

医学界に衝撃を与えた前著『無血刺絡の臨床』から三年。ついに待望の続編が刊行！　本書は、脳神経外科医である著者がデルマトーム理論を基に臨床経験を積み上げる中で無血刺絡の実技を改良してきた成果を解説した。